Ueber

Margarinekäse.

Von

Dr. Karl Windisch,
Ständigem Hülfsarbeiter im Kaiserlichen Gesundheitsamte,
Privatdozenten an der Königl. Universität zu Berlin.

(Sonderabdruck aus den „Arbeiten aus dem Kaiserlichen Gesundheitsamte" Band XIV.)

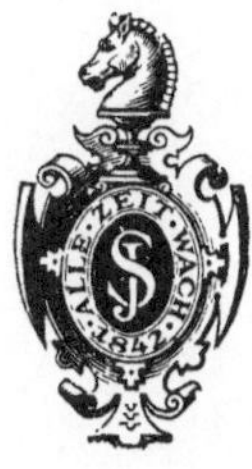

Springer-Verlag Berlin Heidelberg GmbH 1898

ISBN 978-3-662-39125-9 ISBN 978-3-662-40108-8 (eBook)
DOI 10.1007/978-3-662-40108-8

Inhalts-Verzeichniß.

Ueber Margarinekäse.

Von

Dr. Karl Windisch,

Technischem Hülfsarbeiter im Kaiserlichen Gesundheitsamte, Privatdozenten
an der Königlichen Universität zu Berlin.

1. Die bisherige Entwickelung und der gegenwärtige Stand der Margarinekäserei.

Der werthvollste Bestandtheil der Milch ist das darin enthaltene Fett. Abgesehen von den Milchmengen, die als solche in den Verkehr gelangen und genossen werden, sowie denen, die zur Herstellung von Fettkäsen dienen, wird weitaus die Hauptmenge der Milch auf Butter verarbeitet. In den größeren Betrieben, insbesondere den Genossenschafts- und Gutsmolkereien, wird zu diesem Zwecke die süße Milch mit Hülfe von Zentrifugen in eine fettreiche Flüssigkeit, den Rahm, und in eine sehr fettarme, die Magermilch, zerlegt. Der Rahm wird zur Säuerung gebracht, sei es durch einfaches Hinstellen, sei es durch Hinzufügen gewisser reingezüchteter Mikroorganismenkulturen, und der saure Rahm verbuttert. Da die Herstellung von Butter einer der lohnendsten Zweige der landwirthschaftlichen Nebengewerbe ist, suchen die Leiter der Molkereien das Fett der Milch möglichst vollständig in dem Rahme zu vereinigen. Es hinterbleibt daher eine Magermilch, die nur noch sehr geringe Fettmengen enthält; die sogenannte Zentrifugenmagermilch, wie sie gegenwärtig mit den gebräuchlichen Zentrifugen abgeschieden wird, enthält meist 0,12 bis 0,15 Prozent, nur in seltenen Fällen mehr als 0,20 Prozent Fett.

Die geeignete Verwerthung der fettarmen Magermilch macht der Landwirthschaft die größten Schwierigkeiten. Vielfach wird sie zur Viehfütterung verwendet. In erster Linie dachte man daran, mit Hülfe der Magermilch Kälber aufzuziehen. Die Erfahrung lehrte indessen, daß zur Erzielung eines guten Kalbfleisches das Fett, und zwar das in feinster Vertheilung in der Milch enthaltene, nicht entbehrt werden kann; das Fleisch der mit Magermilch gefütterten Kälber erwies sich als minderwerthig und erzielte nur einen niedrigen Preis. Mit besserem Erfolge wurde die Magermilch zum Mästen von Schweinen verwendet; zu diesem Zwecke wird zur Zeit wohl die größte Menge Magermilch gebraucht. Diese Verwendungsweise der Magermilch hat indessen ziemlich eng gezogene Grenzen. Da die Magermilch nur neben anderen Futtermitteln und, wenn sie genügend ausgenutzt werden soll, nur in beschränkten Mengen verfüttert werden kann, setzt diese Art der Verwerthung derselben einen sehr großen Schweinebestand voraus, der sich nicht selten aus anderen Gründen der landwirthschaftlichen Betriebe verbietet.

Eine andere Verwendungsweise der Magermilch ist die Verarbeitung derselben zu Magerkäse. Im Norden Deutschlands, in Schleswig-Holstein, Mecklenburg u. s. w., wird schon seit langer Zeit ein Magerkäse, der sogenannte Lederkäse, hergestellt, der in der äußeren Form dem Goudakäse ähnlich ist. Früher soll dieser Magerkäse sehr beliebt gewesen sein und ein großes Absatzgebiet gehabt haben. Mit der Vervollkommnung der Entrahmungsmaschinen wurde indessen die Magermilch und damit der Magerkäse immer fettärmer; durch die Errichtung zahlreicher Genossenschaftsmolkereien trat ferner eine Ueberproduktion an Magermilch und Magerkäse ein. Diese Umstände bewirkten einerseits eine Verminderung der Qualität des Magerkäses, andererseits einen erheblichen Preisrückgang. Trotz des sehr niedrigen Preises des norddeutschen Lederkäses stößt der Absatz desselben selbst in den mindestbemittelten Bevölkerungskreisen auf Schwierigkeiten; die Beschaffenheit dieses, wie schon der Name sagt, lederartigen Käses ist in der That nicht derartig, daß sie zu dauerndem Genusse einlüde.

Die im Vorstehenden geschilderten Schwierigkeiten in der Verwerthung der Magermilch gaben Veranlassung zur Herstellung des Margarinekäses. Das Bestreben ging dahin, das der Magermilch durch Zentrifugiren entzogene Fett durch ein fremdes Fett zu ersetzen, also eine künstliche Vollmilch herzustellen und diese wie echte Vollmilch zu Fettkäse zu verarbeiten. Um dies zu ermöglichen, mußte das fremde Fett, ähnlich wie dies bei der natürlichen Milch der Fall ist, der Magermilch in der Form einer möglichst feinen Emulsion beigemischt werden; erst mit dem Augenblicke, wo dies gelang, konnte man mit Aussicht auf Erfolg an die Herstellung von Margarinekäse denken.

Die Margarinekäserei nahm ihren Anfang in den Vereinigten Staaten von Nord-Amerika, wo bereits zu Anfang der siebenziger Jahre Versuche gemacht wurden, aus Magermilch mit Hülfe von Schweineschmalz einen Kunstfettkäse, den sogenannten Lard cheese, herzustellen; ein Patent hierauf wurde schon im Jahre 1873 ertheilt. An Stelle von Schweineschmalz wurde später auch Oleomargarin verwendet. Im Jahre 1881 bestanden in dem Staate New-York 23 Anstalten, die sich mit der Herstellung von Margarinekäse befaßten; in anderen amerikanischen Staaten hatte zu dieser Zeit der neue Industriezweig noch nicht Fuß gefaßt. Die Margarinekäse-Erzeugung der 23 Fabriken war ziemlich bedeutend; in der Zeit vom 1. Mai bis 1. November 1881 wurden z. B. 800000 amerikanische Pfund (360000 kg) Margarinekäse hergestellt. Nach den Ermittelungen einer parlamentarischen Kommission (Assembly Committee on Public Health) wurde der Margarinekäse fast vollständig in das Ausland, namentlich nach England, ausgeführt, wo er willige Abnehmer fand[1]).

Die gute Aufnahme des amerikanischen Margarinekäses auf dem englischen Markte gab Veranlassung, daß auch in England und in ausgedehnterem Maße in Dänemark die Herstellung von Kunstfettkäse in Angriff genommen wurde. In Dänemark, wo man sich vielfach die ganzen Käsereieinrichtungen aus Amerika kommen ließ, wurden die Bestrebungen vornehmlich von den landwirthschaftlichen Kreisen gefördert, weil man glaubte, auf diese Weise den Magerkäse, für welchen es den Molkereien an Absatz fehlte, leichter verkäuflich machen zu können. Nach einem Berichte von Chr. Hansen[2]) wurde in einer Fabrik bei Eskildstrup auf Falster am 31. Januar 1883 mit der Herstellung von Margarinekäse begonnen. Trotzdem in Dänemark auf die Bereitung des Margarinekäses große Sorgfalt verwandt wurde und die Erzeugnisse

---

[1]) Fenner Committee. Testimony, taken before Assembly Committee on Public Health in the matter of investigation into the subject of the manufacture and sale of oleomagarine-butter and lard-cheese. Hon. M. M. Fenner, chairman. 1881.

[2]) Milch-Ztg. 1883. **12**. 533.

sich durch gute Beschaffenheit auszeichneten, blieb der Erfolg doch hinter den Erwartungen zurück.

Die ersten Versuche zur Herstellung von Margarinekäse in Deutschland wurden im Jahre 1883 ausgeführt, und zwar in Schleswig-Holstein in der Meierei zu Elmshorn; ein Bericht hierüber ist von Schrodt[1]) veröffentlicht worden. Der Erfolg war nur wenig befriedigend, die Sache kam nicht aus dem Versuchsstadium heraus und gerieth schließlich ganz in Stillstand. Die hauptsächlichste Ursache für den damaligen Mißerfolg war in dem Umstande zu suchen, daß in Schleswig-Holstein nur wenige Personen mit den, große Sorgfalt, Aufmerksamkeit und Sachkenntniß erfordernden Arbeiten der Fettkäserei hinreichend vertraut waren. Ferner war im Anfange der achtziger Jahre in Folge der Mangelhaftigkeit der Apparate nicht die Möglichkeit gegeben, die Magermilch mit dem Fette so innig zu mischen, daß die künstliche Fettmilch wie natürliche Vollmilch mit stets gleich gutem Erfolg auf Fettkäse verarbeitet werden konnte.

Zu Ende der achtziger Jahre traten in diesen Verhältnissen entscheidende Aenderungen ein. Auf Betreiben der milchwirthschaftlichen Interessenten kam in Schleswig-Holstein die Fettkäserei nach Holländer Art mehr in Aufnahme und zahlreiche Personen wurden in diesem Zweige der Käserei ausgebildet. Ferner konstruirte ein dänischer Maschinenfabrikant, V. L. Jespersen in Guldborg bei Nykjöbing auf Falster, einen Emulsor, mit dessen Hülfe aus Magermilch und Fett eine durchaus gleichmäßige Fettmilch hergestellt werden kann, die während hinreichend langer Zeit kein Fett abscheidet.

Seitdem entwickelte sich die Fabrikation von Margarinekäse in Deutschland aufs Neue und zwar in ganz eigenartiger Weise. Die Firma A. L. Mohr in Bahrenfeld bei Altona-Ottensen, die größte deutsche Margarinefabrik, bemächtigte sich dieses Industriezweiges und verstand es, ihn für ganz Deutschland zu monopolisiren, indem sie sich den dänischen Emulsor für Deutschland allein sicherte. Da sich die Zentralisation der Margarinekäsefabrikation wegen der hohen Transportkosten der zum größten Theile aus Wasser bestehenden Magermilch und wegen des raschen Sauerwerdens der letzteren verbietet, schloß die Firma A. L. Mohr mit zahlreichen Genossenschafts- und Gutsmolkereien in Schleswig-Holstein, Mecklenburg, Pommern, Hannover, Schlesien u. s. w. (auch in Tirol wurde nach H. von Manner-Silz[2]) der Versuch gemacht) Verträge ab, nach denen die Molkereien auf Rechnung der Firma Margarinekäse herstellten. Die Firma A. L. Mohr lieferte sämmtliche zur Käserei erforderlichen Apparate und Geräthschaften sowie das Fett und übernahm die fertigen Käse zum festgesetzten Preise. Zwei derartige Vertrags-Formulare, die sich auf die Herstellung von Margarine-Edamer- und -Romadurkäse[3]) beziehen, sind als Anhang abgedruckt.

---

[1]) Milch-Ztg. 1883. **12**. 773.

[2]) Milch-Ztg. 1895. **24**. 368.

[3]) Die Schreibweise des Romadurkäses ist nicht einheitlich. W. Fleischmann (Molkereiwesen, S. 877) schreibt ihn „Romandur", da er im Allgäu, der Heimath dieses Käses, so genannt werde. B. Martiny schreibt ihn „Ramandoud". Pouriau (La Laiterie, Paris 1874) leitet seinen Namen von dem deutschen Worte „Rahm" ab und nennt ihn „Rahmatour"; daneben führt der Käse noch die Bezeichnungen „Réaumatour", „Romatour", „Raumadour", „Romandoux" und „Ramadura". H. von Klenze bedient sich (in seiner „Käsereitechnik" 1884, S. 275) der Schreibweise „Romatour"; daneben hält er vorläufig, so lange der Ursprung des Wortes nicht sicher festgestellt sei, nur noch die Schreibweise „Romadour" für zulässig, da der Name im Allgäu so ausgesprochen werde. Später stimmten W. Fleischmann, Dünkelberg und G. Müller (Milch-Ztg. 1891. **20**. 168) darin überein,

Neuerdings haben sich die Verhältnisse der Margarinekäserei wiederum verändert. Anfangs des Jahres 1896 zog sich die Firma A. L. Mohr von diesem Industriezweige insofern zurück, als sie die Verträge mit den Molkereien kündigte und das große Käselager in Bahrenfeld aufgab. Eine Anzahl der früher für die Firma A. L. Mohr arbeitenden Molkereien schickte daraufhin die Käserei-Apparate an die Firma zurück. Andere Molkereien trafen mit der Firma Vereinbarungen, nach denen ihnen die Apparate kostenfrei leihweise überlassen wurden; sie mußten sich aber verpflichten, das bei der Margarinekäserei zu verwendende Fett von Mohr zu beziehen. Die Molkereien liefern die Margarinekäse in verkaufsfertigem Zustande unmittelbar an die Vertreter und Agenten der Firma A. L. Mohr; die Käse tragen auch jetzt noch diese Firma. Ob auch einzelne Molkereien die Käserei-Apparate käuflich übernommen haben, wie Mohr ihnen vorschlug, ist dem Verfasser nicht bekannt geworden.

2. Die Darstellung der Margarinekäse.

Die wichtigste Aufgabe bei der Darstellung des Margarinekäses ist die Bereitung der künstlichen Vollmilch aus Magermilch und Fett. Gewöhnlich wird aus Magermilch und Fett ein konzentrirter künstlicher Fettrahm hergestellt und dieser mit weiteren Mengen Magermilch soweit verdünnt, daß die künstliche Fettmilch etwa den Fettgehalt der natürlichen Vollmilch hat. Zur Gewinnung des Fettrahmes giebt es verschiedene Apparate.

Von dem zu Anfang der achtziger Jahre in Amerika gebräuchlichen Verfahren zur Herstellung von Margarinekäse gab N. Gerber[1]), damals Milchtechniker in Little-Falls (N. Y.), folgende Beschreibung. „Zur Bereitung der Fettemulsion dient folgende Einrichtung: 1. Eine Zentrifuge, deren äußerer Cylinder einen Durchmesser von nur etwa 1 Fuß (31 cm) und eine Länge von $1^1/_2$ bis 2 Fuß (47 bis 63 cm) hat. Der innere, bewegliche und auf einem Schaft sitzende Cylinder besitzt auf seiner Oberfläche ungefähr 50000 sehr kleine Oeffnungen, welche spiralförmig angeordnet sind und dazu dienen, die zentrifugirte Milch und die Fette äußerst fein zu zertheilen und so zu emulgiren. Am unteren Ende der Centrifuge ist eine nach aufwärts gebogene trichterförmige Röhre angebracht, welche dazu dient, die warme Magermilch und die geschmolzenen Fette aufzunehmen und von unten in die Zentrifuge strömen zu lassen. Am oberen geschlossenen Rande ist ebenfalls eine Röhre angebracht, welche den künstlichen Rahm wegführt. Diese kleine Zentrifuge macht die ungeheure Tourenzahl von 3000 bis 4000 in der Minute und gebraucht dazu volle 6 bis 8 Pferdekräfte, also ungleich mehr als eine Milch-Zentrifuge. Diese ungemein große Centrifugal-Geschwindigkeit bewirkt aber die äußerst feine Vertheilung und Emulgirung des Fettes mit der Magermilch, während die gewöhnlich nur halb so große Geschwindigkeit bei Milchzentrifugen nur den Zweck hat, die leichteren Fette von den schwereren Milchbestandtheilen zu trennen. 2. Mit der Zentrifuge stehen zwei mit Blech gefütterte Holzgefäße, deren Doppelboden wieder zur Dampfheizung

---

daß der Käse aus Belgien stamme und seinen Namen von dem wallonischen Worte „moude", melken, und der Vorsilbe „re" herleite; es bedeute also einen Käse, der aus „wiedergemolkener" oder „nachgemolkener", „zuletzt gemolkener", also besonders fettreicher Milch hergestellt werde. Die richtige Bezeichnung des Käses sei hiernach „Remoudou". In den „Vereinbarungen" (Berlin 1897 bei Julius Springer, S. 74) bedient sich der Verfasser des Abschnittes „Käse", H. Weigmann, der Bezeichnungen „Remoudau" und „Romadur"; die letztere Schreibweise wendet auch F. Stohmann (Die Milch- und Molkereiprodukte. Braunschweig bei Friedrich Vieweg & Sohn 1898, S. 971) an. In der nachstehenden Abhandlung ist die Schreibweise „Romadur" beibehalten worden.

[1]) Milch-Ztg. 1882. **11**. 113.

dient, in Verbindung. Das eine Gefäß dient zur Aufnahme und Erhitzung der Magermilch auf 55° C., während im anderen die Fette geschmolzen werden. Von jedem dieser Gefäße geht vom Boden aus je ein Rohr, mit einem Hahne versehen, aus, welcher in die trichterförmig erweiterte Röhre der Zentrifuge einmündet. Sobald die Fette geschmolzen sind, nimmt man den sich bildenden Schaum ab und nun beginnt die Operation. Hat die Zentrifuge die richtige Geschwindigkeit erlangt, so läßt man auf je zwei Theile Milch je einen Theil des geschmolzenen Fettes in die Zentrifuge treten, wobei das Gemisch von unten und in der Mitte zugeführt, sich alsbald emulgirt und als künstlicher Rahm oben austritt und in einem Gefäß aufgefangen wird. Dieser Rahm ist stark lufthaltig und hat je nach der Qualität des Fettes (ob Oleomargarin oder raffinirtes Schweineschmalz) dessen Geruch und Geschmack."

In einer ebenfalls aus dem Jahre 1882 stammenden, von Caldwell[1]) herrührenden Beschreibung des in Amerika üblichen Verfahrens zur Herstellung von Margarinekäse wird der dabei zur Verwendung gelangende Emulgirapparat, der „Desintegrator" genannt wird, als Metall-Cylinder mit zahlreichen Erhöhungen dargestellt. Der Cylinder drehte sich mit großer Geschwindigkeit in einer ebenfalls cylindrischen Hülse, die an der Innenwand Vertiefungen besaß, in welche die Erhöhungen des Cylinders eingriffen. In ähnlicher Weise wird der früher in Amerika gebräuchliche Emulgirapparat auch von A. Langfurth[2]) beschrieben, der ihn aber nicht selbst gesehen, sondern die Beschreibung der Tagespresse entnommen hat.

Durch Vermischen des künstlichen Rahmes mit Magermilch gewinnt man eine Fettmilch, die in gewöhnlicher Weise wie natürliche Vollmilch auf Käse verarbeitet werden kann. Nach Gerber's Wahrnehmungen pflegte man in Amerika der Magermilch vor dem Vermischen mit dem Kunstrahm noch zwei Flüssigkeiten zuzusetzen, die Anti-Staffing-Extrakt und Anti-Mottling-Extrakt genannt wurden; die chemische Zusammensetzung dieser Extrakte ist dem Verfasser nicht bekannt, sie sollen aber völlig unschädlich gewesen sein. Man bezweckte damit, die durch das Entrahmen der Milch entzogenen Milchsalze wieder zu ersetzen, ferner die Käse-Ausbeute zu erhöhen und störende Gährungen im Käse zu verhindern. Auf 1000 Theile Magermilch pflegten 100 Theile Buttermilch und 1 Theil der Extrakte zugegeben zu werden. Der Fettzusatz zur Magermilch schwankte zwischen 1,5 und 2 Prozent. Beim Vermischen des künstlichen Rahmes mit der Magermilch schied sich stets eine gewisse Menge Fett wieder ab, das an der Oberfläche schwamm und abgehoben wurde; die Wirkung der Emulgirapparate scheint hiernach nicht ganz befriedigend gewesen zu sein.

Ein zweiter zur Herstellung von künstlichem Rahm verwendeter Apparat ist der Emulsor von de Laval, der wie folgt beschrieben wird[3]): „Dr. de Laval's Emulsor ist vollständig dem Separator angepaßt, doch nur mit einer Auffangröhre versehen, weil es sich hier ja nicht um Trennung, sondern um Vereinigung zweier Körper handelt. Der Einlauf ist zentral angebracht wie beim Separator; statt der Separatorentrommel befindet sich jedoch auf der Welle in gleicher Höhe ein runder, nach oben sich öffnender Kegel von bedeutend kleinerem Durchmesser, ebenfalls aus Stahl, dessen Rand horizontal abgeschliffen ist. Die Welle setzt sich vom Grunde dieses Kegels aus scheinbar fort, ist jedoch von dort an bedeutend umfangreicher und innen hohl, weil sie als Einlauf dient. Vom Kegelgrunde steigen vier kleine

---

[1]) Second Annual Report of the New York State Board of Health. 1882. S. 529.

[2]) Repert. analyt. Chemie. 1883. 3. 88.

[3]) Milch-Ztg. 1893. 22. 60.

Röhrchen als Abschluß des Einlaufes bis zum Rande herauf, wo sich ihre Mündung plötzlich abplattet. Die scheinbare Fortsetzung der Welle hat weiter oben ein starkes Gewinde, in welches das gleich große, aber innen vollkommen leere Gegenstück des unteren Kegels mittelst Doppelschrauben in der Weise aufgeschraubt wird, daß die beiden Ränder nur durch ein auf drei Seiten untergelegtes Papierstück von der Stärke des gewöhnlichen Schreibpapiers von einander getrennt sind. Fett und Milch laufen bei 7000 Wellenumdrehungen ein und werden den Spalt entlang hinausgetrieben, nachdem das Fett durch die vier abgeplatteten Röhrchenenden auf die Ausflußhöhe geschleudert und dort zerstäubt worden ist."

Der in Elmshorn benutzte Emulgir-Apparat wurde von Schrodt[1]) beschrieben. Der Emulsor von Benzon soll nach Bruhn[2]) bei niedrigen Anschaffungskosten eine Fettemulsion liefern, die 48 Stunden bestehen bleibt. Der Emulsor von Burmeister und Wain ist nach Angaben von Holm-Westergaard[3]) der Schälzentrifuge der Firma nachgebildet und unterscheidet sich von dieser nur dadurch, daß einerseits das Magermilch-Abflußrohr herausgenommen und andererseits ein zweiter für die Aufnahme des geschmolzenen Fettes bestimmter Zuflußtrichter angeordnet ist. Lawrence zerstäubt nach dem Deutschen Reichspatente Nr. 28061 Magermilch und Fett durch einen Injektor mittelst eines Dampfstrahlgebläses.

Dem Apotheker Gottfried Dierking in Waren (Mecklenburg) ist unter Nr. 67634 vom 15. Mai 1892 ab ein Deutsches Reichspatent auf ein Verfahren zur Herstellung von Fettemulsionen und von Kunstfettmilch unter Verwendung von Leim oder Gelatine ertheilt worden. M. Kühn[4]) stellte Versuche darüber an, ob dieses Verfahren geeignet ist, einen für die Margarinekäserei brauchbaren künstlichen Rahm zu liefern. Olivenöl ließ sich mit Hülfe von Gelatine leicht und vollständig emulgiren, die Verkäsung der Fettmilch verlief normal und der Käse reifte gut; er hatte aber einen unangenehmen, öligen und kratzenden Geschmack und war ungenießbar. Mit Oleomargarin war trotz Erwärmens die Gewinnung einer genügenden Emulsion nicht zu erreichen.

Ein weiteres Verfahren zur Herstellung von künstlichem Rahm rührt von Georg Heißbauer in München her. Dasselbe besteht darin, daß geschmolzenes Fett bei 60° durch Mischen in einem Butterfasse unter Zusatz von Eigelb mit Magermilch emulgirt wird. Versuche, dieses Verfahren zur Herstellung von Margarinekäse heranzuziehen, stellte H. von Klenze[5]) an. Klenze bereitete damit Limburger- und Schweizerkäse mit wechselndem Fettgehalte; als Fett wurden Oleomargarin, Schweineschmalz und Erdnußöl verwendet. Die Versuche, die nicht alle einwandsfrei sind, führten zu einem ziemlich wenig befriedigenden Ergebnisse. Die künstliche Milchfettemulsion hielt sich nicht lange und war namentlich bei starkem Temperaturwechsel sehr wenig beständig; infolgedessen schied sich beim Laben der Milch ein Theil des Fettes in der Form von Klümpchen ab. Die erzielten Käse konnten sich mit den echten Fettkäsen nicht messen; ihr Geschmack und schon die äußere Beschaffenheit ließ sie leicht von echtem Fettkäse unterscheiden. Die Verwendung von Schweineschmalz und pflanzlichen Oelen (Erdnußöl und Sesamöl) bewährte sich nicht, da diese Fette auch bei dem reifen Käse

---

[1]) Milch-Ztg. 1883. **12**. 773.

[2]) Ebd. 1885. **14**. 214.

[3]) Ebd. 1886. **15**. 49 und 65.

[4]) Chem.-Ztg. 1895. **19**. 554, 601 u. 648.

[5]) Milch-Ztg. 1885. **14**. 641, 657, 758 u. 820.

herauszuschmecken waren; dagegen war der Oleomargarinkäse rein im Geschmacke und dem echten Käse sehr ähnlich. Klenze kam zu dem Ergebnisse, daß der Margarinekäse mit dem echten Fettkäse nicht in Wettbewerb treten könne, daß aber durch Beigabe kleinerer Mengen Oleomargarin zur Magermilch die Beschaffenheit der Magerkäse erheblich verbessert werden könne.

In Deutschland wird gegenwärtig wohl ausnahmslos der sogenannte dänische Emulsor der Maschinenfabrik Guldborg bei Nykjöbing auf Falster zur Herstellung des künstlichen Fettrahmes verwendet. Der Verfasser hatte Gelegenheit, in einer Gutsmolkerei in Schleswig-Holstein die Herstellung des Margarine-Edamer- und -Goudakäses und in einer Mecklenburgischen Molkerei die Herstellung von Margarine-Romadurkäse kennen zu lernen; den Besitzern dieser Molkereien, Herrn Rittergutsbesitzer P. von Schiller auf Buckhagen bei Kappeln an der Schlei (Schleswig) und Herrn Dampfmolkereibesitzer F. Röper in Rehna (Mecklenburg) sei auch an dieser Stelle für ihr liebenswürdiges Entgegenkommen gedankt.

Die Herstellung des Margarine-Edamerkäses gestaltete sich wie folgt. Der dänische Emulsor besteht aus einer dicken kreisförmigen Messingscheibe, deren Oberflächen auf beiden Seiten mit einer großen Anzahl feiner Rillen in der Form konzentrischer Kreise bedeckt sind. Die Scheibe dreht sich in einer Vertikalebene mit großer Geschwindigkeit um ihren Mittelpunkt als Axe in einem kleinen eisernen Cylinder mit kreisförmiger Grundfläche, dessen Höhe so gering ist, daß zwischen der kreisförmigen Messingscheibe und den Grundflächen des cylindrischen Mantels nur ein kleiner Zwischenraum bleibt. Durch sechs vom Mittelpunkte ausgehende erhöhte Leisten werden die Grundflächen des cylindrischen Mantels in sechs gleiche Theile getheilt; die Höhe der Leisten ist so bemessen, daß sie die sich drehende Scheibe soeben berühren. Oben an dem cylindrischen Mantel befindet sich eine beckenartige Vertiefung, die durch eine Zwischenwand mit scharfem oberen Rande in zwei Hälften getheilt ist. In beiden Hälften des Beckens befindet sich je eine Oeffnung, die mit dem Zwischenraume zwischen der sich drehenden Scheibe und den feststehenden Grundflächen des cylindrischen Metallmantels in Verbindung steht. Oberhalb des Emulsors sind zwei mäßig große, durch Dampf heizbare cylindrische Bottiche, innen aus Metall, außen mit einem Holzmantel, mit doppelten Wandungen angebracht. Die Bottiche sind an der Grundfläche mit je einem Hahn versehen; die Hähne stehen oberhalb der beckenartigen Einflußöffnungen des Emulsors. Unten an dem Emulsor ist eine Abflußöffnung angebracht, die in eine Röhre ausläuft.

In den einen Bottich wird das Zusatzfett, in den anderen Magermilch gegeben. Die Menge des Fettes wird so bemessen, daß auf 100 Liter zu verarbeitende Magermilch 3 kg Fett kommen. Zur Herstellung des künstlichen Rahmes werden auf 1 Theil Fett etwa 2 bis 3 Theile Magermilch genommen; wenn z. B. 1000 Liter Magermilch verkäst werden sollen, so stellt man den künstlichen Rahm aus 30 kg Fett und 60 bis 90 Liter Magermilch her. Magermilch und Fett werden in den Bottichen auf etwa 60° C. erhitzt, wobei das Fett schmilzt; in die erwärmte Milch giebt man eine abgemessene Menge der in Wasser löslichen Käsefarbe. Nachdem man den Emulsor in Drehung versetzt hat, läßt man die warme Magermilch und das geschmolzene Fett in das Becken des Emulsors fließen und sorgt durch geeignete Einstellung der Einflußhähne dafür, daß die Magermilch doppelt bis dreimal so rasch ausfließt als das geschmolzene Fett. Man regelt den in zusammenhängenden Strahlen erfolgenden Ausfluß von Fett und Magermilch so, daß die Flüssigkeiten auf den scharfen oberen Rand der in dem Becken angebrachten Zwischenwand treffen; dadurch wird erreicht, daß das Gemisch von Magermilch und Fett zu beiden Seiten der sich drehenden Scheibe in den Emulsor einfließt. Fett und Magermilch werden in Folge der großen Umdrehungsgeschwindigkeit der gerillten Scheibe (etwa 5000 mal in der Minute) im Innern des Emulsors zerstäubt und aufs innigste gemischt; der auf diese Weise entstehende Rahm fließt als schaumige, gleichmäßige Flüssigkeit in zusammenhängenden Strahlen in ein untergestelltes Gefäß.

Inzwischen ist die zu verarbeitende Magermilch in der Käsewanne, einem rechteckigen Kasten mit doppelten Wandungen, der durch Dampf angewärmt werden kann, auf 33° C. erwärmt worden; hierzu giebt man den künstlichen Rahm so warm, wie er aus dem Emulsor fließt, und mischt beide Flüssigkeiten durch Umrühren mittelst Rührscheite sorgfältig miteinander. Man erhält auf diese Weise eine künstliche Vollmilch mit nahezu 3 Prozent Fett, die sich längere Zeit hält, ohne aufzurahmen oder Fett abzuscheiden. Die künstliche Fettmilch wird bei 33° C. mit soviel Labpulver versetzt, daß auf 100 Liter Milch 1 g Labpulver kommt, und die Mischung kräftig durchgerührt. Der Vorgang des Labens, während dessen die Temperatur von 33° C. beibehalten wird, dauert $^3/_4$ Stunden. Nach Verlauf dieser Zeit ist die künstliche Fettmilch zu einer festen Gallerte erstarrt. Von größter Wichtigkeit ist es, daß die Milchgallerte einen bestimmten Grad von Festigkeit hat. Der Meier prüft sie daher von Zeit zu Zeit auf ihre Beschaffenheit. Dies geschieht in der Weise, daß er den Zeigefinger in die Gallerte taucht, ihn langsam in horizontaler Lage heraushebt und dabei beobachtet, wie die Gallerte über dem Finger entzweibricht; die Erfahrung lehrt ihn dann, ob der „Bruch“ genügend fest ist oder ob die Wirkung des Labs noch einige Zeit fortdauern soll. Nachdem festgestellt ist, daß der Bruch die richtige Beschaffenheit hat, wird die ganze gallertige Masse mit Hülfe besonderer Schneidevorrichtungen in kleine Würfel von etwa 1 bis $1^1/_2$ cm Kantenlänge zerschnitten. Unter fortwährendem Umrühren wird nunmehr die Temperatur allmählich auf 46 bis 47° C. erhöht und das Umrühren etwa $1^1/_2$ Stunden fortgesetzt. Durch das Umrühren bei höherer Temperatur verliert der „Bruch“, d. h. die in kleine Stückchen geschnittene Milchgallerte, erhebliche Mengen wässerige Flüssigkeit und zieht sich stark zusammen; die sich abscheidende wässerige Flüssigkeit bildet die sogenannten Fettmolken. Der Bruch wurde in diesem Falle mit Absicht sehr hoch erwärmt, um den Margarine-Edamerkäse, der zur Ausfuhr bestimmt war, wasserärmer, trockener und deshalb haltbarer zu machen.

Nachdem der Bruch und die Molken $1^1/_2$ Stunden umgerührt sind, läßt man die Molken durch eine in der Käsewanne angebrachte Ausflußöffnung abfließen; die Molken werden zur Schweinefütterung benutzt. Alsdann wird der Bruch möglichst rasch, damit er sich nicht abkühlt, tüchtig mit den Händen umgerührt und durchgearbeitet, bis er äußerlich trocken erscheint; gleichzeitig giebt man Salz hinzu, und zwar auf je 100 Liter verarbeitete Magermilch $^1/_2$ Pfund Salz. Der aus zahlreichen kleinen Stückchen bestehende Käsebruch wird in kugelförmige Formen aus Holz (sogenannte Käseköpfe), welche kleine Löcher zum Abfließen der Molken haben, gebracht und mit den Händen eingepreßt. Nach kurzer Zeit backen die kleinen zusammengepreßten Käsestückchen schon so fest zusammen, daß sie bei dem nunmehr erfolgenden Herausnehmen aus den Formen bereits die Kugelgestalt beibehalten; die Käse werden mit groben nassen Leinentüchern umwickelt und umgekehrt in andere gleichartige Käseformen gebracht. Die Käse kommen dann zusammen mit den Formen in die Käsepresse, wo sie 4—6 Stunden einem mäßigen Drucke ausgesetzt werden. Nach Verlauf dieser Zeit werden die Käse aus den Formen herausgenommen, in mit warmem Wasser befeuchtete feinere Leinentücher gewickelt, wieder in die Formen zurückgegeben und nochmals 2 Stunden in der Käsepresse ausgepreßt; bei jedem Pressen verlieren die Käse eine gewisse Menge Molken.

Nachdem die Käse die Presse verlassen haben, werden sie in offene Kugelformen, die sogenannten Standformen, gebracht, wo sie 36 Stunden verbleiben. Dann kommen sie drei Tage in eine gesättigte Salzlake; um diese stets gesättigt zu erhalten, wird dafür Sorge getragen, daß am Boden des Behälters stets eine dicke Schicht ungelöstes Salz liegt. Die Salzlake ist so konzentrirt, daß die Käse darin schwimmen; sie werden durch aufgelegte Bretter unter der Oberfläche der Salzlake gehalten. Die aus der Salzlake entfernten Käse werden einen Tag zum Abtropfen hingestellt und kommen dann in den Lagerraum, wo sie auf Bretter mit kugelförmig gebohrten, passenden Löchern gelegt werden. Damit der Wassergehalt gleichmäßig in dem ganzen Käse vertheilt wird und die Käse die kugelförmige Gestalt beibehalten, werden die Käse häufig umgedreht. In dem Lagerraume, dessen Temperatur dauernd auf 14—18° C. gehalten wird und der demgemäß im Winter geheizt werden muß, verbleiben die Käse vier Wochen; dann wird ihnen mit Hülfe einer kleinen Drehmaschine eine gleichmäßige Kugelgestalt gegeben (die von den Formen herrührenden Wülste werden abgedreht). Früher, als die Molkereien noch unmittelbar für die Firma A. L. Mohr arbeiteten, wurden die Käse in diesem noch nicht völlig ausgereiften Zustande an die genannte Firma gesandt, die in Bahrenfeld große, vorzüglich eingerichtete Lagerräume eingerichtet hatte. Nach Feststellung ihres Gewichtes wurden die Käse in diesen Kellereien bis zur völligen Reifung gelagert, hierauf nochmals abgedreht und mit einer rothen Anilinfarbe bestrichen. Die für das Ausland bestimmten Käse wurden mit einer thierischen Blase umwickelt. Gegenwärtig bleiben die Käse bis zur völligen Reifung in den Lagerräumen der Molkereien und gehen dann unmittelbar an die Vertreter und Agenten der Firma A. L. Mohr. Der Margarine-Gouda- oder Holländerkäse wird in derselben Weise hergestellt wie der Edamerkäse, nur die Form derselben ist eine andere. Während der Edamerkäse genau kugelförmig ist und 3—4 Pfund wiegt, hat der Goudakäse die Gestalt einer stark zusammengedrückten Kugel und wiegt 6—10 Pfund; beim Goudakäse ist das Bestreichen mit rother Anilinfarbe nicht üblich.

In der Mecklenburgischen Molkerei, welche Margarine-Romadurkäse herstellt, wird der künstliche Rahm ebenfalls mit Hülfe des dänischen Emulsors in der beschriebenen Weise bereitet. Die Verarbeitung der durch Mischen des künstlichen Rahmes mit der Magermilch erhaltenen Fettmilch, die ebenfalls 3 kg Fett auf 100 Liter enthält, auf Romadurkäse unterscheidet sich indessen wesentlich von der Edamerkäse-Fabrikation. Die Milch wird in einer runden Käsewanne bei etwas niedrigerer Temperatur und kürzere Zeit gelabt, so daß der Bruch erheblich weniger fest wird. Hat der Meier festgestellt, daß die Milchgallerte die erforderliche Festigkeit hat, so wird die ganze Masse in kleine Würfel zerschnitten und umgerührt. Während man bei der Herstellung des Edamerkäses den Bruch bei höherer Temperatur lange Zeit energisch durchrührt, um ihn trocken und wasserarm zu machen, wird bei dem Romadurkäse nur wenig und kürzere Zeit ohne weitere Temperaturerhöhung gerührt; der Bruch bleibt in Folge dessen weich und sehr molkenhaltig. Nachdem der Bruch genügend durchgerührt ist (der Meier erkennt diesen Zeitpunkt an der Beschaffenheit desselben), werden die Molken sammt dem Bruch auf den sogenannten Käsetisch geschöpft. Dies ist ein großer rechteckiger Tisch, dessen Oberfläche durch Bretter, die an den vier Rändern angebracht sind, in einen flachen rechteckigen Kasten verwandelt ist. In der Längsrichtung des Tisches werden in gleichem Abstande von einander Bretter in paralleler Richtung aufgestellt und befestigt, so daß der ganze flache Kasten in eine Reihe neben einander liegender, paralleler, schmaler, langer Fächer getheilt ist. Die Molken und der Bruch werden beim Aufgießen auf den Tisch über diesen in seiner ganzen Ausdehnung ausgebreitet. Da die Bretterwände der Fächer nicht dicht auf der Tischplatte aufstehen, sondern Flüssigkeit durchlassen, und der Tisch geneigt aufgestellt ist, fließen die Molken bald ab, während der Käsebruch in den langen Fächern zurückbleibt. Der Käsebruch füllt die Fächer vollständig aus und die einzelnen Stückchen backen schon nach kurzer Zeit ohne jeden weiteren Druck als ihre eigene Schwere zu einer zusammenhängenden Masse zusammen. Man erhält auf diese Weise eine Reihe neben einander liegender, durch Bretterwände getrennter, zusammenhängender Streifen von Käsemasse, die noch reichliche Molkenmengen enthalten. Immerhin sind sie schon nach kurzer Zeit so fest, daß sie mit Hülfe einer besonderen Schneidevorrichtung senkrecht zu ihrer Längsrichtung in Stücke von gleichmäßiger Dicke geschnitten werden können; die einzelnen Käse erhalten hierdurch die Form quadratischer Prismen, die der Romadurkäse zu haben pflegt. Nach einiger Zeit werden die Käse einzeln herumgedreht und auf die bisher oben befindliche Seite gelegt und nach mehreren Stunden auf einen anderen gewöhnlichen Tisch gepackt. Die frischen Käse lassen noch fortwährend Molken ausfließen und nehmen in Folge dessen noch erheblich an Gewicht und Raumerfüllung ab.

Bis zu diesem Zeitpunkte sind die frischen Romadurkäse noch nicht gesalzen; die Art der Herstellung schließt das Salzen des Bruches, wie es bei dem Edamerkäse üblich ist, aus. Nachdem die Käse 6—8 Stunden alt geworden sind, werden sie gesalzen, und zwar in der Weise, daß sie in festem Kochsalz gewälzt werden. An der Oberfläche der feuchten Käse bleibt dabei eine gewisse Menge Salz hängen; durch Klopfen zweier Käse an einander wird das zu viel anhängende Salz entfernt. Nach 24 Stunden wird das Salzen wiederholt und dann die Käse auf Bretter gepackt und in den Lagerraum gebracht. Das an der Oberfläche hängende Salz löst sich in den dem Käse beigemischten Molken auf, dringt bald in das Innere ein und vertheilt sich dort ganz gleichmäßig.

Bald zeigt sich nun auf der Oberfläche der lagernden frischen Käse eine reichliche Schimmelbildung. Um diese zu vertreiben, werden die Romadurkäse täglich „gestrichen": der Meier streicht oder wischt mit den in schwaches Salzwasser getauchten Händen den Schimmel ab. Dies wird etwa 14 Tage fortgesetzt, während welcher Zeit der Käse, wie schon der Augenschein lehrt, bereits erheblich zu reifen beginnt. Sobald der Käse einen gewissen Reifungszustand erreicht hat und an der Oberfläche trockener geworden ist, hört die Schimmelbildung auf. Nach etwa vierwöchigem Lagern bei 14—18° C. ist der Romadurkäse reif; er wird in Pergamentpapier, alsdann in Stanniol verpackt und in Kisten versendet.

Auf Grund zahlreicher Beobachtungen ist der Verfasser zu der Ueberzeugung gekommen, daß die Margarinekäserei zur Zeit in Deutschland einen hohen Grad von Vollkommenheit erreicht hat. Der dänische Emulsor arbeitet ausgezeichnet; der damit hergestellte künstliche Rahm ist eine durchaus gleichmäßige Flüssigkeit und bleibt viel länger unentmischt, als für die Zwecke der Käserei nothwendig wäre. Auch das Mischen von Kunstrahm und Magermilch vollzieht sich ohne Schwierigkeit und ohne daß eine Entmischung stattfindet; der Verfasser hat mehr als 60 Verkäsungen beigewohnt, aber niemals eine nennenswerthe Abscheidung von Fett beobachten können. Dementsprechend sind bei sorgsamer Arbeit und geeigneter Behandlung der

Käse während des Reifens die Erzeugnisse der Margarinekäserei von ausgezeichneter Beschaffenheit, sofern einwandfreie Fette zur Verwendung gelangt sind. Die Berichte aus der ersten Zeit der Margarinekäserei, nach denen die Margarinekäse ganz minderwerthig waren, schlecht und nach den zugesetzten Fetten, vielfach auch bitter schmeckten und unansehnlich waren, treffen heute nicht mehr zu. Die gegenwärtig hergestellten Margarinekäse können nicht allein von dem gewöhnlichen Abnehmer, sondern vielfach nicht einmal von dem Sachverständigen von den entsprechenden echten Käsen unterschieden werden, so sehr gleichen sie in Aussehen, Geruch und Geschmack den letzteren.

3. Die chemische Untersuchung des Margarinekäses.

Früher belegte man den Margarinekäse vielfach mit dem Namen „Kunstkäse". Diese Bezeichnung ist nicht ganz korrekt, denn er ist in seiner Eigenschaft als Käse kein Kunstprodukt, sondern ein wirklicher Käse, mit genau derselben Berechtigung wie der echte Fettkäse und der Magerkäse; alle diese Käsearten enthalten denselben Grundstoff, den Käsestoff der Milch. Mit mehr Recht hat man den Margarinekäse als Kunstfettkäse bezeichnet; diese Bezeichnung trifft vollkommen zu, denn sein Fettgehalt entstammt nicht der Milch, sondern er wird der abgerahmten Milch künstlich beigemischt.

Der Margarinekäse wird gekennzeichnet durch die Art des darin enthaltenen Fettes. Um ihn von den echten Fettkäsen zu unterscheiden, ist es daher nothwendig, sein Fett zu prüfen und festzustellen, ob es aus Milchfett oder einem anderen, künstlich beigemischten Fette besteht. Daneben kommt es darauf an, die chemische Zusammensetzung und den Nährwerth des Margarinekäses festzustellen. Die Verfahren, die hierbei zur Anwendung kommen und die bei allen Käsearten völlig gleich sind, mögen im Folgenden besprochen werden.

A. Bestimmung der einzelnen Bestandtheile der Käse.

α) Probenentnahme und Herstellung einer Durchschnittsprobe.

Von größter Wichtigkeit für das Ergebniß der Käseuntersuchung ist eine richtige und einwandfreie Probenentnahme. Der Reifezustand der Käse ist niemals in ihrer ganzen Masse der gleiche; die äußeren Schichten sind vielmehr stets in einem fortgeschritteneren Reifezustande als die inneren Theile. Da das Reifen des Käses in einer fortdauernden Umwandlung des Käsestoffes besteht, haben die äußeren und inneren Schichten des Käses nicht die gleiche Zusammensetzung. In Folge der an der Oberfläche der Käse stetig stattfindenden Wasserverdunstung ist ferner der Wassergehalt der der Rinde näher liegenden Schichten geringer als in der Mitte der Käse. Ueberhaupt legt die Darstellung der Käse aus zahlreichen kleinen Stückchen die Möglichkeit nahe, daß die einzelnen Theile eines größeren Käses nicht die gleiche Zusammensetzung haben, wenn auch anzunehmen ist, daß sich die gröbsten Ungleichheiten im Verlaufe des Lagerns ausgleichen werden.

Hiernach muß der Probenentnahme bei der Käseanalyse große Bedeutung beigemessen werden. Glücklicherweise wird sie durch den Umstand, daß die Käse durchweg eine regelmäßige, einfach geometrische Gestalt haben, zu einer leichten Aufgabe. Zu einer eingehenden Untersuchung eines Käses sollte man nicht weniger als 200 bis 250 g in Arbeit nehmen, sofern es möglich ist, diese Menge zu beschaffen. Kleinere Käse, wie Harzerkäse, Handkäse, Gervaiskäse, auch Romadurkäse, Camembertkäse, Kronenkäse u. s. w. nimmt man ganz in Arbeit, unter

Umständen auch mehrere auf einmal. Von Limburgerkäse und ähnlichen nimmt man die Hälfte, von Edamer- und Goudakäse (Holländerkäse) einen symmetrischen Ausschnitt, bei Edamer am besten einen Viertelkäse. Am schwierigsten und unsichersten ist die Probenentnahme bei sehr großen Käsen, namentlich bei den meist sehr schweren Schweizerkäsen. Die Verarbeitung eines regelmäßigen Ausschnittes ist hier wegen dessen Größe nicht möglich. In diesem Falle kann man sich dadurch helfen, daß an den verschiedensten Stellen des Käses vom Rande bis zur Mitte mit Hülfe des Käsestechers kleine Stücke herausgenommen und diese zusammen zerkleinert werden.

Die entnommenen Käseproben müssen nunmehr zerkleinert und in eine gleichmäßig zusammengesetzte Masse verwandelt werden. Da die äußeren Schichten der Käse (bei Hartkäsen die hornartige Rinde, bei Weichkäsen die oberflächliche schmierige Schicht) nicht mitgegessen werden, schneidet bezw. schabt man sie zunächst ab. Hartkäse, wie Schweizerkäse, Edamerkäse, Goudakäse u. s. w., können auf einem Reibeisen genügend fein gerieben werden. Das Käsereibsel wird in einer weithalsigen Flasche mit eingeschliffenem Glasstopfen aufbewahrt; vor der Verwendung des Reibsels wird es durch kräftiges Umschütteln durcheinandergemengt. Weichkäse, wie Camembert, Gervais, Kronenkäse, die zahlreichen Frühstückskäschen u. s. w., werden in einem Mörser so lange zerrieben, bis die Masse ganz gleichmäßig geworden ist; der Käseteig wird durch ein Sieb mit engen Maschen getrieben und in einer weithalsigen Flasche mit eingeschliffenem Glasstopfen aufbewahrt. Vor den Abwägungen wird der Käseteig mit einem Glasstabe durchgemischt. Halbweiche Käse läßt man zweckmäßig vor dem völligen Zerreiben durch eine Hackmaschine gehen. Da bei diesen Vorbereitungen der Käseproben stets eine gewisse Menge Wasser verdunstet, sind sie möglichst rasch auszuführen.

β) Bestimmung des Gesammtstickstoffes.

Der Gesammtstickstoff des Käses wird nach dem Kjeldahl'schen Verfahren bestimmt; wegen des hohen Stickstoffgehaltes des Käses wendet man hierbei nicht mehr als 0,5 bis 1 g Substanz an. Durch Multiplikation des gefundenen Stickstoffes mit 6,25 erhält man den Gehalt des Käses an Stickstoffsubstanz.

γ) Bestimmung der einzelnen stickstoffhaltigen Bestandtheile des Käses.

Beim Reifen des Käses wird ein Theil des Käsestoffes in einfacher zusammengesetzte stickstoffhaltige Verbindungen, wie Ammoniak, Amine, Säureamide, Amidosäuren, Albumosen, Peptone u. s. w., zerlegt. Mit der Bestimmung dieser Bestandtheile hat sich der Verfasser nicht befaßt; bezüglich der hierbei anzuwendenden Verfahren sei auf die Lehrbücher und die zahlreichen in der Litteratur vorliegenden Spezial-Abhandlungen, u. a. von U. Weidemann,[1]) F. Benecke und E. Schulze[2]), sowie eine erst kürzlich erschienene Arbeit von A. Stutzer[3]) verwiesen.

δ) Bestimmung der Gesammtmineralbestandtheile und einzelner Mineralbestandtheile.

Wegen des hohen Gehaltes aller Käse an Kochsalz muß bei der Veraschung derselben mit der größten Vorsicht verfahren werden. Etwa 5 g Käse werden mit kleiner Flamme

[1]) Landwirthschaftl. Jahrb. 1882. **11**. 587.

[2]) Ebenda 1887. **16**. 317.

[3]) Zeitschr. analyt. Chemie 1896. **35**. 493.

verkohlt, bis die organischen Stoffe vollständig zerstört sind. Die Kohle wird mit Wasser angefeuchtet, mit einem an einem Ende breit gedrückten Glasstabe zerdrückt und zu einem feinen Brei zerrieben. Die zerriebene Kohle wird mit heißem Wasser ausgelaugt, und die Auszüge werden durch ein kleines Filter von bekanntem Aschengehalte filtrirt, wobei man den größten Theil der Kohle in der Platinschale zurückläßt. Nach dem Auswaschen des Filters giebt man dieses in die Platinschale zur Kohle, trocknet beide im Trockenschranke und verbrennt sie mit größerer Flamme vollständig. Zu der Asche giebt man die Auswaschflüssigkeit, dampft sie ein, erhitzt den Rückstand ganz schwach mit kleiner Flamme und wägt nach dem Erkalten. Die in heißem Wasser aufgelöste Asche dient zur gewichtsanalytischen oder titrimetrischen Bestimmung des Chlors (Kochsalzes). Zur Bestimmung der Phosphorsäure wird eine abgewogene Menge Käse am besten mit konzentrirter Schwefelsäure bis zum Farbloswerden gekocht (wie bei der Stickstoffbestimmung nach Kjeldahl) und in der Lösung die Phosphorsäure nach dem Molybdänverfahren bestimmt.

ε) Bestimmung des Wassergehaltes.

Das einfachste und nächstliegende Verfahren zur Bestimmung des Wassers im Käse ist das Trocknen desselben bei höherer Temperatur. Man befürchtete hierbei indessen eine Zersetzung des Fettes und Verluste durch Verdampfen von flüchtigen Fettsäuren und anderen flüchtigen Stoffen (Ammoniak); andererseits soll dadurch, daß beim Erhitzen fetter Käse die ganze Käsemasse schmilzt, das vollständige Entweichen des Wassers verhindert werden. Aus diesen Gründen wurde von Alexander Müller[1]) ein Verfahren zur gleichzeitigen Bestimmung von Wasser und Fett angegeben, das von W. Fleischmann[2]) empfohlen und von R. Krüger[3]) sowie von M. Kühn[4]) in etwas abgeänderter Form angewandt wurde. Dieses Verfahren soll im folgenden Abschnitte besprochen werden; hier genüge die Bemerkung, daß es vor den sonstigen Verfahren keine Vorzüge hat.

Meist wird empfohlen, den Käse ohne jeden Zusatz zu trocknen. J. König[5]) trocknet 5 g der möglichst zerkleinerten Käsemasse oder besser von keilförmig ausgeschnittenen Käsestückchen im Trockenkölbchen bei 100 bis 105° C. bis zur Gewichtskonstanz; noch zweckmäßiger ist nach König das Austrocknen bei 100° C. im luftleeren Raume. G. Rupp[6]) bestimmt das Wasser durch Austrocknen von 4 bis 5 g Käse in der Platinschale. A. Scala und T. Jacoangeli[7]) trocknen 0,5 bis 1 g Käse in einem Platinkessel bei 80° C., bis keine Gewichtsabnahme mehr eintritt; Spica und de Blasi[8]) trocknen 5 g im Mörser zerriebene Käsemasse bei 110° C. Stefan Bondzynski[9]) läßt 3 bis 5 g fein zerriebenen Käse

[1]) Landwirthschaftl. Jahrb. 1872. **1**. 68.

[2]) W. Fleischmann, Das Molkereiwesen. Ein Buch für Praxis und Wissenschaft. Braunschweig 1876. S. 1004.

[3]) Molkerei-Ztg. 1892. Nr. 20 bis 22.

[4]) Chem.-Ztg. 1895. **19**. 554, 601 und 648.

[5]) J. König, Die Untersuchung landwirthschaftlich und gewerblich wichtiger Stoffe. Berlin bei Paul Parey. 2. Auflage 1898. S. 379; J. König, Chemie der menschlichen Nahrungs- und Genußmittel. Berlin bei Julius Springer. 3. Aufl. 1893. **2**. 349.

[6]) G. Rupp, Die Untersuchung von Nahrungsmitteln, Genußmitteln und Gebrauchsgegenständen. Heidelberg 1894. S. 38.

[7]) Annali dell' Istituto d' Igiene sperimentale della R. Università di Roma [2]. 1892. **2**. 140.

[8]) Staz. speriment. agr. ital. 1890. **23**. 133.

[9]) Landwirthschaftl. Jahrb. d. Schweiz 1894. **8**. 189.

zunächst drei Tage stehen und trocknet ihn dann bis zur Gewichtskonstanz. Nach den Vereinbarungen der amerikanischen Association of official agricultural Chemists[1]) werden 5 bis 10 g in dünne Scheiben geschnittenen Käses in einer Platin- oder Porzellanschale, deren Boden mit etwas frisch geglühtem Asbest (zum Aufsaugen des Fettes) bedeckt ist, 10 Stunden im Wassertrockenschranke erhitzt. Oder der Käse wird bei gewöhnlicher Temperatur im Exsikkator über konzentrirter Schwefelsäure bis zu gleichbleibendem Gewichte getrocknet; in manchen Fällen soll es zwei Monate dauern, bis das Gewicht des Käses sich nicht mehr ändert. G. Sartori[2]) und A. Maggiora[3]) mischen 2 g Käse mit 20 g gewaschenem Quarzsande in einer Porzellanschale und trocknen die Masse in einem Wassertrockenschranke bis zur Gewichtskonstanz. Thomas Macfarlane[4]) mischt den zerriebenen Käse mit geglühtem Chrysolith, einer faserigen Abart des Serpentins, und trocknet die Mischung in einem besonderen trichterförmigen Gefäße bei 98° C.

Eigene Versuche über die Wasserbestimmung im Käse.

Die vergleichenden Versuche des Verfassers wurden mit einem sehr trockenen Edamerkäse mit 33 % Fett und einem wasserreichen weichen Camembertkäse mit 22 % Fett ausgeführt

a) Versuche mit trockenem Edamerkäse.

1. Der fein zerriebene, sehr trockene Käse wurde in eine flache Nickelschale gebracht, deren Boden mit einer dicken Schicht ausgeglühten Seesandes bedeckt war; Käse und Sand wurden nicht mit einander zerrieben. Der Käse wurde im Soxhlet'schen, mit einer Mischung von Glycerin und Wasser beschickten Trockenschranke auf 104° C. erhitzt.

Der Käse verlor an Gewicht (angewandt etwa 2,5 g Käse):

	Versuch 1	Versuch 2
nach 1 Stunde Trocknen	25,60 Prozent	25,54 Prozent
„ weiterer 1/2 Stunde Trocknen . .	0,06 „	0,08 „
„ weiteren 2 1/2 Stunden Trocknen .	0,11 „	0,19 „
„ „ 3 Stunden Trocknen .	0,06 „	0,09 „
„ „ 2 Stunden Trocknen .	0,06 „	0,07 „
zusammen nach 9 Stunden Trocknen .	25,89 Prozent	25,97 Prozent

Die Käsemasse war nur an den Rändern geschmolzen und hatte sich gelb bis braun gefärbt.

2. Der fein zerriebene Käse wurde in einer Nickelschale ohne Sand im Soxhlet'schen Trockenschranke auf 104° C. erhitzt. Der Käse verlor an Gewicht nach einstündigem Trocknen im ersten Versuche 25,36 %, im zweiten Versuche 25,24 %. Als das Erhitzen noch eine weitere Stunde fortgesetzt wurde, trat in beiden Versuchen eine

[1]) Methods of Analysis adopted by the Association of official agricultural Chemists, September 5, 6 and 7, 1895. Edited by Harvey W. Wiley, Secretary. With the collaboration of L. L. van Slyke and W. D. Bigelow, Editorial Committee. U. S. Department of Agriculture, Division of Chemistry. Bulletin No. 46. Washington 1895. S. 37.

[2]) Milch-Ztg. 1890. **19**. 1001.

[3]) Ebendort 1893. **22**. 803.

[4]) Analyst 1893. **18**. 73.

Gewichtsvermehrung ein, und zwar im ersten Versuche um 2,6 mg, im zweiten um 1,7 mg. Auch hier war die Käsemasse nur am Rande geschmolzen und hatte sich gelb bis braun gefärbt.

3. Der fein zerriebene Käse wurde in einer Platinschale auf eine Sandschicht lose aufgelegt (ohne Umrühren) und im Wassertrockenschranke auf die Temperatur des kochenden Wassers erhitzt. Der Käse verlor nach einstündigem Trocknen 24,90 %, im zweiten Versuche 25,05 % an Gewicht. Nach weiterem einstündigen Erhitzen betrug die Gewichtsabnahme im zweiten Versuche noch 0,6 mg; in dem ersten Versuche wurde eine kleine Gewichtszunahme von 0,3 mg festgestellt. Zu beiden Proben wurden nunmehr kleine, an einem Ende breit gedrückte Glasstäbchen gegeben, Käse und Sand vorsichtig mit einander zerrieben, das Ganze gewogen und nochmals eine Stunde im Trockenschranke erhitzt. Eine Aenderung des Gewichtes konnte nach Ablauf dieser Zeit nicht beobachtet werden.

4. Der zerriebene Käse wurde in einer Platinschale sogleich mit reinem Sande innig gemischt und die Mischung im Wassertrockenschranke erhitzt. Der Käse verlor nach einstündigem Erhitzen im ersten Versuche 24,80 %, im zweiten 24,93 % an Gewicht. Bei weiterem Erhitzen während einer Stunde nahm das Gewicht im ersten Versuche 0,3 mg ab, im zweiten Versuche 0,7 mg zu.

Die vergleichenden Versuche über die Wasserbestimmung in fein zerriebenen Hartkäsen führten somit zu folgenden Ergebnissen:

	Wassergehalt	
	1. Versuch	2. Versuch
Käse auf Sandunterlage auf 104° C. erhitzt	25,89 Prozent	25,97 Prozent
Käse ohne Sandunterlage auf 104° C. erhitzt	25,36 „	25,24 „
Käse auf Sandunterlage im Wassertrockenschranke erhitzt .	24,90 „	25,05 „
Käse mit Sand zerrieben u. im Wassertrockenschr. erhitzt .	24,80 „	24,93 „

Hieraus ergiebt sich, daß der Käse das Erhitzen auf 104° C. nicht ohne Zersetzung aushält; schon die Bräunung der Käsemasse lehrt, daß hierbei eine Zersetzung derselben stattfindet. Die bei 104° C. auftretenden Gewichtsverluste sind größer als die durch Erhitzen im Wassertrockenschranke ermittelten Zahlen und ohne Zweifel auch größer als dem Wassergehalte des Käses entspricht. Am ungünstigsten gestaltete sich der Versuch, in welchem das Käsereibsel auf eine Sandunterlage gelegt wurde, voraussichtlich deshalb, weil sich das ausschmelzende Fett in dem Sande verbreitete und der Verdampfung der flüchtigen Bestandtheile eine große Oberfläche darbot.

Beim Trocknen des Käsereibsels im Wassertrockenschranke stellte es sich als gleichgültig heraus, ob man das Reibsel nur auf eine Sandfläche legte oder es mit dem Sande zerrieb. Von großem Einflusse ist aber bei der erstgenannten Versuchsreihe die Art und Feinheit des Reibsels. Der zu den vorstehenden Versuchen verwendete Edamerkäse war bereits 1¼ Jahr alt, steinhart und ließ sich in Folge dessen zu einem feinen, völlig trocken erscheinenden Pulver zerreiben. Bei den gewöhnlichen konsumreifen Hartkäsen des Handels ist dies nicht der Fall. Beim Zerreiben dieser Käse mit dem Reibeisen erhält man erheblich größere, elastische, an einander klebende Theilchen, die noch feucht erscheinen. Beim Trocknen dieses Reibsels auf einer Sandschicht ohne Vermischen mit dem Sande wurden nicht so günstige Ergebnisse erzielt. Noch ungünstiger liegen die Verhältnisse, wenn man an Stelle des Käsereibsels kleine aus dem Käse ausgeschnittene Keilchen oder Scheibchen verwendet; nach zehnstündigem Trocknen wurde hier immer noch eine Abnahme des Gewichtes beobachtet. Aus diesem Grunde empfiehlt sich auch beim Hartkäse das Zerreiben des zerkleinerten Käses mit Sand und Trocknen des Gemisches im Wassertrockenschranke. Die wiederholt festgestellten, am Ende des Trocknens auftretenden Gewichtszunahmen werden, soweit sie nicht innerhalb der Wägefehler liegen, voraussichtlich durch eine Oxydation des ausgeschmolzenen Fettes bedingt.

b) Versuche mit weichem Camembertkäse.

1. Der einen zähen Teig bildende Käse wurde in einer flachen Nickelschale auf eine Sandschicht lose aufgelegt (ohne Umrühren) und im Soxhlet'schen Trockenschranke auf 104° C. erhitzt.

Der Käse verlor an Gewicht (angewandt etwa 1,5 g Käse):

	Versuch 1	Versuch 2
Nach 1 Stunde Trocknen	56,42 Prozent	56,82 Prozent
„ weiterer 1 Stunde Trocknen . . .	0,32 „	0,29 „
„ weiteren 3 Stunden Trocknen . . .	0,35 „	0,28 „
„ „ 2 „ „ . . .	0,16 „	0,18 „
„ „ 2 „ „ . . .	0,19 „	0,17 „
Zusammen nach 9 Stunden Trocknen . .	57,44 Prozent	57,74 Prozent.

Nach neunstündigem Erhitzen war die Käsemasse geschmolzen, hatte sich gelblich gefärbt und bildete in der Hitze eine zähe, klebende Masse, die in der Kälte hart, spröd und brüchig wurde.

2. Der Käse wurde in einer Nickelschale ohne Sand im Soxhlet'schen Trockenschranke auf 104° C. erhitzt.

Der Käse verlor an Gewicht:

	Versuch 1	Versuch 2
Nach 1 Stunde Trocknen	56,08 Prozent	56,31 Prozent
„ weiterer 1 Stunde Trocknen . . .	0,24 „	0,27 „
„ weiteren 2 Stunden Trocknen . . .	0,19 „	0,14 „
„ „ 3 „ „ . . .	0,22 „	0,21 „
„ „ 2 „ „ . . .	0,12 „	0,16 „
Zusammen nach 9 Stunden Trocknen . .	56,85 Prozent	57,09 Prozent.

Das Aussehen der getrockneten Käse war wie bei 1.

3. Der Käse wurde in einer Platinschale auf eine Sandschicht lose aufgelegt (ohne Umrühren) und im Wassertrockenschranke erhitzt.

Der Käse verlor an Gewicht:

	Versuch 1	Versuch 2
Nach 1 Stunde Trocknen	56,13 Prozent	56,01 Prozent
„ weiterer 1 Stunde Trocknen . . .	0,17 „	0,12 „
„ weiteren 2 Stunden Trocknen . . .	0,17 „	0,14 „
„ „ 3 „ „ . . .	0,10 „	0,18 „
„ „ 2 „ „ . . .	0,14 „	0,10 „
Zusammen nach 9 Stunden Trocknen . .	56,71 Prozent	56,55 Prozent.

Das Aussehen der getrockneten Käsemasse war wie bei 1.

4. Der Käse wurde in einer Platinschale mit Sand innig gemischt und die Mischung im Wassertrockenschranke erhitzt.

Der Käse verlor an Gewicht:

	Versuch 1	Versuch 2
Nach 1 Stunde Trocknen	56,92 Prozent	57,05 Prozent
„ 1 weiteren Stunde Trocknen . . .	0,12 „	0,14 „
„ 1 „ „ „ . . .	0,05 „	0,07 „
Zusammen nach 3 Stunden Trocknen . .	57,09 Prozent	57,26 Prozent.

Nach weiterem halbstündigen Erhitzen wurde in dem ersten Versuche eine Gewichtsabnahme von 0,3 mg, in dem zweiten Versuche von 0,4 mg beobachtet. In der Wärme war in dem Sandgemische von dem Käse kaum etwas zu sehen; in der Kälte backten die Sandkörnchen theilweise aneinander.

Die vergleichenden Versuche über die Wasserbestimmung in Weichkäsen führten zu folgenden Ergebnissen:

	Wassergehalte	
	Versuch 1	Versuch 2
Käse auf Sandunterlage auf 104° C. erhitzt	57,44 Prozent	57,74 Prozent,
Käse ohne Sandunterlage auf 104° C. erhitzt	56,85 „	57,09 „
Käse auf Sandunterlage im Wassertrockenschranke erhitzt .	56,71 „	56,55 „
Käse mit Sand zerrieben und im Wassertrockenschranke erhitzt	57,09 „	57,26 „

Die Weichkäse schmelzen beim Erhitzen und bilden eine zähe asphaltartige Masse, die nur sehr schwer und langsam entwässert wird. Daneben findet eine Zersetzung von Käsebestandtheilen statt, namentlich beim Erhitzen auf mehr als 100° C. Bei den Weichkäsen ist in Folge der regeren Bakterienthätigkeit die Zersetzung der Käsebestandtheile weiter vorgeschritten als in den Hartkäsen; auch scheinen sie nach einigen Beobachtungen des Verfassers mehr freie Fettsäuren zu enthalten als die Hartkäse. Namentlich enthalten die Weichkäse größere Mengen flüchtiger Stoffe; ferner werden sie beim Erhitzen stärker zersetzt als die Hartkäse. Die schwierige Wasserabgabe und die Zersetzung beim Erhitzen wirken einander entgegen und können sich ausgleichen, wie sich aus dem Vergleiche der Versuche unter 2. und 4. ergiebt. Wird der Weichkäse länger auf hohe Temperatur erhitzt, so kann die Zersetzung der Käsebestandtheile überwiegen: man findet einen zu hohen Wassergehalt (Versuch 1); bei mäßigem Erhitzen kann das nicht verdampfte Wasser überwiegen: man findet dann einen zu niedrigen Wassergehalt (Versuch 3).

Günstige Ergebnisse wurden bei der Bestimmung des Wassergehaltes in Weichkäsen nur durch Verreiben des Käses mit Sand erhalten. Nach dreistündigem Erhitzen änderte sich das Gewicht der Sandmischung nur noch unwesentlich, während es bei den übrigen Versuchen noch nach neunstündigem Trocknen deutlich abnahm. Für die Wasserbestimmung in Weichkäsen ist somit das Verreiben mit Sand unumgänglich nothwendig, wenn die Ergebnisse wirklich sicher sein sollen.

Es ist vorgeschlagen worden, den Käse zum Zwecke der Wasserbestimmung im Exsikkator über Schwefelsäure bei gewöhnlicher Temperatur oder im luftleeren Raum bei 100° C. zu trocknen. Das erstgenannte Verfahren erfordert sehr lange Zeit, wenn es überhaupt gelingt, auf diesem Wege das Wasser vollständig zu entfernen; für die Zwecke der Nahrungsmittel-Kontrole ist es daher nicht geeignet. Durch Erhitzen des Käses auf 100° C. im luftleeren Raum wird man zweifellos zum Ziele gelangen, sofern man den Käse sorgfältig mit Sand verreibt. Wenn hierbei auch die Zersetzung des Käses beim Erhitzen, die bei Gegenwart von Luft vor sich geht, größtentheils vermieden wird, so läßt sich doch nicht umgehen, daß die sonstigen im Käse enthaltenen Stoffe mit dem Wasser verdampfen; die Schwierigkeiten der Wasserbestimmung im Käse werden durch dieses Verfahren demnach nur theilweise behoben. Wer im Besitze eines Vakuumtrockenapparates ist, mag sich desselben immerhin bedienen; da aber ein solcher Apparat in den meisten Nahrungsmittel-Laboratorien fehlt, wird es nicht möglich sein, das Vakuumtrockenverfahren allgemein einzuführen. Eine Nothwendigkeit hierfür liegt übrigens gar nicht vor, da das Trocknen des mit Sand verriebenen Käses im gewöhnlichen Wassertrockenschranke zu gut übereinstimmenden Ergebnissen führt.

Die Bestimmung des Wassergehaltes im Käse wird in folgender Weise ausgeführt: Eine flache Platinschale (z. B. eine Weinextraktschale) wird mit 10—20 g mit Salzsäure gewaschenem und geglühtem Quarzsande und einem kleinen, an einem Ende breitgedrückten Glasstabe beschickt und gewogen. Dann giebt man 1—2 g sorgfältig gemischten Weichkäse oder fein zerriebenen Hartkäse in die Schale und stellt das Gewicht fest; die Sandmenge wählt man so aus, daß auf 1 g Käse etwa 10 g Sand kommen. Sand und Käse werden mit einander verrieben, wobei man die Schale auf einen Bogen schwarzes Glanzpapier stellt. Dann setzt man die Schale etwa 10 Minuten in den Wassertrockenschrank, verreibt Käse und Sand nochmals mit einander, setzt die Schale wieder in den Wassertrockenschrank und trocknet die Mischung zwei Stunden. Nach dem Wägen trocknet man nochmals $^1/_2$ Stunde und kontrolirt das Gewicht. Meist wird eine Gewichtsabnahme nicht mehr eintreten; sollte dies doch der Fall sein, so muß weiter getrocknet werden, bis das Gewicht nach halbstündigem Trocknen gleich bleibt oder ein wenig zunimmt.

Nach Abschluß dieser Arbeit beschäftigte sich auch A. Devarda[1]) mit der Wasserbestimmung im Käse. Er stellte fest, daß selbst beim Trocknen des Käses bei 40° C. im luftleeren Raume über Schwefelsäure eine kleine Menge organischer Stoffe, darunter Glyceride von flüchtigen Fettsäuren, sich verflüchtigen. Auch das unmittelbare Trocknen der Käse bei 100° C. verwirft er und empfiehlt folgendes Verfahren. Er trocknet 10 g des in kleine Stücke geschnittenen Käses zunächst 24—36 Stunden bei gewöhnlicher Temperatur im luftleeren Raume über Schwefelsäure und dann erst 2—6 Stunden bis zur Gewichtskonstanz bei 100°. Die Hauptmenge des Wassers wird hierbei bei gewöhnlicher Temperatur entfernt; beim Verdampfen des kleinen Restes des Wassers bei 100° sollen nennenswerthe Verluste an organischen Stoffen nicht eintreten. Die vollständige Trocknung der Käse bei gewöhnlicher Temperatur im luftleeren Raum hält auch Devarda für zu zeitraubend und oft für undurchführbar. Einige vergleichende Versuche führten zu folgenden Ergebnissen:

---

[1]) Zeitschr. analyt. Chemie 1897. **36**. 764.

Bezeichnung der Käse	Wasserverlust			Wassergehalt		
	24 Stunden im luftleeren Raume bei gewöhnlicher Temperatur über Schwefelsäure getrocknet %	Weitere 24 Stunden in derselben Weise getrocknet %	Weitere 3—6 Stunden bei 100° C. getrocknet %	Gesammt-Wasser-verlust (Summe der drei ersten Spalten) %	Unmittelbar bei 100° C. getrocknet %	Vollständig bei gewöhnlicher Temperatur im luftleeren Raume getrocknet %
Neuchatelerkäse . . .	35,10	17,10	3,08	55,28	—	—
Stracchinokäse	38,96	20,36	2,96	62,28	—	—
Romadurkäse	46,24	2,24	3,11	51,59	51,92	51,50
Ellischauerkäse	21,30	34,40	2,96	58,66	—	—
Limburgerkäse	37,79	1,12	0,09	39,00	39,38	38,98
Hagenbergerkäse . . .	38,60	1,40	4,18	44,18	—	—
Trappistenkäse	36,97	1,28	4,90	43,15	—	—
Gervaiskäse	47,89	—	1,36	49,25	49,36	49,10
Kräuterkäse	34,69	0,90	3,76	39,35	—	—
Olmützer Quargelkäse .	24,69	22,71	1,50	50,90	—	—
Limburgerkäse, lufttrocken	11,10	—	2,17	13,27	13,46	—

c) **Bestimmung des Fettes.**

1. Bestimmung des Fettes durch Extraktion.

Die Bestimmung des Fettes im Käse erfolgt meist nach dem bei allen Nahrungsmitteln üblichen Verfahren durch Extrahiren der in geeigneter Weise zerkleinerten oder vertheilten Käsemasse mit einem Lösungsmittel für Fett. Meist wird der Käse mit geglühtem Sande verrieben, die Mischung getrocknet und mit entwässertem (über metallischem Natrium oder Aluminiumamalgam destillirtem) Aether im Extraktionsapparate extrahirt. Dieses Verfahren wird unter Anderen von J. König[1]), H. Röttger[2]), G. Rupp[3]), A. H. Allen[4]), G. Sartori[5]), A. Scala[6]) und A. Stutzer[7]) empfohlen. Thomas Macfarlane[8]) wendet statt des Quarzsandes geglühten Chrysolith an (vergl. S. 14). Nach den Vereinbarungen der amerikanischen Association of official agricultural Chemists[9]) sollen 5 bis 10 g Käse im Mörser mit ungefähr dem doppelten Gewichte entwässerten Kupfersulfats verrieben werden, bis eine gleichmäßige Masse von schwachblauer Farbe entsteht; die Mischung wird 15 Stunden mit entwässertem Aether extrahirt. Das amerikanische Verfahren wurde von Richmond[10]) empfohlen. An Stelle von Aether

[1]) J. König, Die Untersuchung landwirthschaftlich und gewerblich wichtiger Stoffe. Berlin bei Paul Parey. 2. Auflage 1898. S. 380; J. König, Chemie der menschlichen Nahrungs- und Genußmittel. Berlin bei Julius Springer. 3. Aufl. 1893. **2**. 349.

[2]) H. Röttger, Kurzes Lehrbuch der Nahrungsmittel-Chemie. Leipzig bei Joh. Ambr. Barth (Arthur Meiner) 1894. S. 164.

[3]) G. Rupp, Die Untersuchung von Nahrungsmitteln, Genußmitteln und Gebrauchsgegenständen. Heidelberg 1894. S. 38.

[4]) Analyst 1894. **19**. 132.

[5]) Milch-Ztg. 1890. **19**. 1001.

[6]) Annali dell' Istituto d'Igiene sperimentale della R. Università di Roma [2]. 1892. **2**. 140.

[7]) Zeitschr. analyt. Chemie 1896. **35**. 494.

[8]) Analyst 1893. **18**. 73.

[9]) Methods of Analysis adopted by the Association of Agricultural Chemists, September 5, 6 and 7, 1895. Edited by Harvey W. Wiley, Secretary. With the Collaboration of L. L. van Slyke and W. D. Bigelow, Editorial Committee. U. S. Departement of Agriculture, Division of Chemistry. Bulletin No. **46**. Washington 1895. S. 37.

[10]) Analyst 1894. **19**. 132.

verwenden Spica und de Blasi[1]), sowie A. Maggiora[2]) leichtsiedenden Petroleumäther. W. Chattaway, J. H. Pearman und C. G. Moor[3]) verreiben 50 g Käse im Mörser mit großen Mengen Sand und ziehen die Mischung nach und nach mit etwa 500 ccm Aether aus. Die Auszüge werden mit Aether auf 500 ccm aufgefüllt und in einem abgemessenen Theile der ätherischen Lösung das Fett durch Abdestilliren und Abdunsten des Aethers bestimmt.

2. Gleichzeitige Bestimmung von Wasser und Fett.

Von Alexander Müller[4]) wurden Bedenken gegen die üblichen Verfahren der Wasser- und Fettbestimmung im Käse ausgesprochen. Werde der Käse in wasserhaltigem Zustande erhitzt, so schmelze das feuchte Kaseïn und trockne dann zu einer hornartigen Masse ein, die das Fett umschließe und eine vollständige Extraktion desselben unmöglich mache. Er beschrieb daher ein anderes Verfahren, das diesen Uebelstand vermeiden soll. Das Müller'sche Verfahren wurde von W. Fleischmann[5]) warm empfohlen und wird noch jetzt vielfach als das beste bezeichnet. Nach Fleischmann's Vorschrift, die sich im Wesentlichen mit den Angaben Alexander Müller's deckt, zerschneidet man den Käse in kleine würfelförmige Stücke, wägt davon 2,5 bis 5 g in einem Glaskölbchen ab, erwärmt sie auf 40 ° C., bringt das offene Kölbchen unter den Rezipienten einer Luftpumpe, verdünnt die Luft unter ihm, läßt das Kölbchen eine Zeit lang stehen, erwärmt die Käsestückchen wieder und wiederholt die Trocknung im luftverdünnten Raume so lange, bis keine Gewichtsabnahme mehr eintritt. Hierauf digerirt man die Käsestückchen mehrere Male mit kalten Aether, gießt die ätherischen Auszüge in ein kleines Kölbchen, nimmt dann die Käsestückchen aus dem Kölbchen, zerdrückt sie in einem Schälchen, bringt sie auf ein Filter von bekanntem Gewichte, spült Kölbchen und Schälchen mit Aether aus, extrahirt die Käsestückchen auf dem Filter vollständig mit warmem Aether und gießt sämmtliche Aetherauszüge zusammen. Der entfettete Käse wird auf dem Filter bei 100 bis 110 ° C. getrocknet und gewogen. Von den ätherischen Auszügen wird der Aether abdestillirt, das zurückbleibende Fett wird bei 100 bis 110 ° C. getrocknet und gewogen. Zieht man das Gewicht des Fettes und des entfetteten getrockneten Käses von dem Gewichte des angewandten Käses ab, so erhält man den Wassergehalt. Dieses Verfahren wurde u. A. von A. Kalantaro[6]) angewandt und von R. Krüger[7]) und M. Kühn[8]) abgeändert.

3. Uebertragung von Milchfettbestimmungsverfahren auf die Untersuchung von Käse.

Der frische Käse hat (der Art nach) dieselben Bestandtheile wie die Milch; beim Reifen des Käses treten zwar mancherlei Zersetzungen des Kaseïns auf, diese hindern aber nicht, daß eine Reihe von Verfahren zur Bestimmung des Fettgehaltes der Milch in geeigneter Abänderung auch für die Ermittelung des Fettes im Käse angewandt werden kann. Schon in

---

[1]) Staz. speriment. agr. ital. 1893. **23**. 133.

[2]) Milch-Ztg. 1893. **22**. 803.

[3]) Analyst 1895. **20**. 132.

[4]) Landwirthschaftl. Jahrb. 1872. **1**. 68.

[5]) Das Molkereiwesen. Ein Buch für Praxis und Wissenschaft. Braunschweig bei Friedrich Vieweg und Sohn. 1876. S. 1004.

[6]) Journ. russ. chem. Gesellschaft 1882. **1**. 155.

[7]) Molkerei-Ztg. 1892. Nr. 20 bis 22.

[8]) Chem.-Ztg. 1895. **19**. 554, 603 und 648.

der Milch findet sich das Fett in einem solchen Zustande, daß es nicht möglich ist, der Milch alles Fett als solches durch einfaches Ausziehen mit Aether ohne jede Vorbereitung zu entziehen oder das Fett als solches aus der Milch abzuscheiden. Hierzu muß der Emulsionszustand, in dem sich das Fett in der Milch befindet, durch geeignete chemische Mittel (Säuren oder Alkalien), die verändernd auf das Kaseïn einwirken, das Fett aber unverändert lassen, aufgehoben werden.

Beim Käse liegen die Verhältnisse ähnlich. Hier muß, bevor man das Fett seiner ganzen Menge nach gewinnen kann, der Käsestoff zunächst gelöst und das Fett gewissermaßen freigelegt werden. Die hierauf zielenden Versuche verdienen die größte Beachtung, da sie, wenn sie überhaupt von Erfolg begleitet sind, stets zu einfachen und genauen Verfahren führen. Neuerdings macht sich auf verschiedenen Gebieten der Nahrungsmittel-Chemie die Neigung geltend, das früher allgemein übliche Extraktionsverfahren durch andere, auf dem soeben auseinandergesetzten Grundsatze beruhende Verfahren zu ersetzen. In Brot und Backwaaren löst man nach dem Vorgange von Mats Weibull[1]) und E. Polenske[2]) die das Fett umhüllende Stärke durch Verzuckern mit Schwefelsäure, im Fleisch bringt man nach C. Dormeyer[3]) die das Fett einschließende Muskelfaser durch Verdauen mit Pepsin und Salzsäure in Lösung; auch auf die zahlreichen Verfahren der Milchfettbestimmung, die alle den Zweck haben, das umständliche und zeitraubende gewichtsanalytische Extraktionsverfahren zu ersetzen, mag hingewiesen werden. Auf die Fettbestimmung im Käse sind diese Grundsätze ebenfalls mit Erfolg angewandt worden.

a) Bestimmung des Fettes im Käse nach Soxhlet's aräometrischem Verfahren der Milchfettbestimmung. E. von Muzaközy[4]) verwendet hierbei 25 g fein zerriebenen Käse, 160 ccm Wasser, 25 ccm Kalilauge von der Dichte 1,27 und 60 ccm mit Wasser gesättigten Aether. Im Uebrigen verfuhr er in derselben Weise wie bei der Bestimmung des Fettes in der Milch. Die Uebereinstimmung der nach diesem Verfahren gewonnenen Ergebnisse mit den Zahlen der gewichtsanalytischen Fettbestimmung im Käse ist sehr gut:

	1	2	3
Prozente Fett nach Soxhlet's aräometrischem Verfahren:	15,68	27,64	23,44
" " " dem gewichtsanalytischen Extraktionsverfahren:	15,68	27,78	23,64

b) Auflösen des Kaseïns mit Salzsäure und Ausschütteln des Fettes mit Aether. Im Jahre 1888 theilte Werner Schmid[5]) in einer kurzen Notiz folgendes Verfahren zur Bestimmung des Fettes in der Milch mit: 10 ccm Milch werden mit 10 ccm Salzsäure bis zum Auflösen der Eiweißstoffe gekocht. Nach dem Erkalten wird die Lösung mit Aether geschüttelt, das Volumen der Aetherfettschicht abgelesen, ein Theil der Aetherfettschicht herausgenommen, der Aether verdunstet und das Fett gewogen.

Bald darauf gab St. Bondzynski[6]) eine genauere Beschreibung des Verfahrens. Er verwendet dabei eine Röhre, die an einem zugeschmolzenen Ende kugelig aufgeblasen ist. An

[1]) Zeitschr. angew. Chemie 1892. S. 450.

[2]) Arbeiten a. d. Kaiserl. Gesundheitsamte 1893. 8. 678.

[3]) Arch. ges. Physiol. 1895. **61**. 341; 1897. **65**. 90; vergl. auch Heinrich Steil (ebd. 1895. **61**. 343); E Bogdanow (ebd. 1897. **65**. 81); Fr. N. Schulz (ebd. 1897. **66**. 145).

[4]) Zeitschr. Nahr.-Unters., Hyg., Waarenkunde 1894. 8. 266.

[5]) Zeitschr. analyt. Chemie 1888. **27**. 464.

[6]) Landwirthschaftl. Jahrbuch der Schweiz 1889. 3. 119.

dem Halse dieser kölbchenartigen Röhre ist eine Raumeintheilung angebracht, die mit dem Theilstrich 24 ccm beginnt, bis 28 ccm reicht und in Zehntelkubikzentimeter eingetheilt ist. Oberhalb des Theilstriches 28 ccm erweitert sich die Glasröhre wiederum zu einer Kugel; die Fortsetzung der Röhre oberhalb der Kugel ist wieder eingetheilt, und zwar umfaßt die Röhre die Theilstriche 48 bis 54 ccm, nach Zehntelkubikzentimeter fortschreitend. Oben ist die Röhre offen. Sie wird mit 10 g Milch und 10 ccm kaltgesättigter Salzsäure beschickt und die Mischung auf freiem Feuer erhitzt. Nachdem die Eiweißstoffe gelöst sind, wird die Röhre rasch auf 40 ° C. abgekühlt, da andernfalls, wahrscheinlich durch eine Zersetzung der Eiweißkörper, starke Bräunung eintritt. Man setzt alsdann mindestens 30 ccm Aether hinzu, schüttelt tüchtig durch und läßt bei Zimmertemperatur oder besser im Wasserbade bei 40 ° C. 15 bis 20 Minuten stehen. Die Milch-Salzsäureschicht steht nach dem Schütteln in Folge der Aufnahme von Aether über dem Theilstriche 24 ccm; man liest das Volumen der Aetherfettlösung ab, nimmt 20 ccm heraus, verdunstet den Aether, trocknet und wägt das Fett. Die Menge des Fettes wird auf die gesammte Aetherfettlösung umgerechnet. Bondzynski erhielt mit diesem Verfahren gute Ergebnisse.

A. W. Stokes[1]) und T. Eustace Hill[2]) prüften das Verfahren von Werner Schmid und fanden es, abgesehen von einigen kleinen Mängeln, zufriedenstellend. Beide beobachteten, daß das Erhitzen von Milch und Salzsäure auch im Wasserbade erfolgen könne; in seiner späteren Abhandlung widerrief indessen Stokes[3]) seine diesbezügliche frühere Angabe. Im Anschlusse an den Hill'schen Vortrag in der Society of Public Analysts sprachen sich A. H. Allen, Davies und A. W. Stokes[4]) günstig über das Verfahren aus; auch von A. Partheil[5]) wurde es empfohlen. Von Ettore Molinari[6]) wurde das Verfahren abgeändert und in eine Form gebracht, welche die dem ursprünglichen Verfahren anhaftenden Mängel größtentheils umging, aber die Anwendung eines besonderen Apparates erforderte; auf die Einzelheiten der Molinari'schen Abhandlung soll hier nicht näher eingegangen werden.

Auf die Fettbestimmung im Käse wurde das Schmid'sche Verfahren von Stefan Bondzynski[7]) angewandt. Er bediente sich dabei derselben Röhre, die er für die Milchfettbestimmung empfahl. Die Röhre wird mit einer gewogenen Menge Käse und mit 20 ccm Salzsäure von der Dichte 1,1 (etwa 19 Prozent HCl enthaltend) beschickt. Bei vorsichtigem Erwärmen auf dem Drahtnetz löst sich der Käse vollständig auf, während das Fett auf der Oberfläche der Flüssigkeit schwimmt. Nach dem Abkühlen wird die Flüssigkeit mit 30 ccm Aether tüchtig durchgeschüttelt und weiter wie bei der Bestimmung des Fettes in der Milch verfahren. Die Aetherfettlösung ist oft nicht klar. Die Trübung verschwindet beim Erhitzen und tritt beim Erkalten wieder auf; sie wird vielleicht durch die verschiedene Löslichkeit von Wasser in Aether bei wechselnder Temperatur bedingt. Die beim Erhitzen des Käses mit der

[1]) Analyst 1889. **14**. 29; Chem. News 1889. **60**. 214.
[2]) Analyst 1891. **16**. 67.
[3]) Chem. News 1889. **60**. 214.
[4]) Analyst 1891. **16**. 71.
[5]) Apoth.-Ztg. 1891. **6**. 507 und 581.
[6]) Ber. deutsch. chem. Gesellschaft 1891. **24**. 2204.
[7]) Zeitschr. analyt. Chemie 1894. **33**. 186; Landwirthschaftl. Jahrbuch der Schweiz 1894. **8**. 189.

Salzsäure auftretende Bräunung kann durch sofortiges Abkühlen des Gemisches vermieden werden; sie ist indessen ohne Einfluß auf das Ergebniß.

W. Chattaway, J. H. Pearman und C. G. Moor[1]) lösen das Kaseïn ebenfalls mit Salzsäure auf, sie bestimmen aber dann das abgeschiedene Fett nach dem von Leffman und Beam angegebenen Zentrifugalverfahren. Sie erhitzen 2 g möglichst fein zertheilten Käse in einer kleinen Schale mit 30 ccm konzentrirter Salzsäure, bis völlige Auflösung erfolgt ist, gießen dann die Flüssigkeit in ein Leffmann-Beam-Kölbchen, spülen die Schale mit der von Leffmann und Beam angegebenen Mischung von Salzsäure und Amylalkohol aus, füllen das Kölbchen mit heißer konzentrirter Salzsäure bis zur Marke, zentrifugiren das Ganze eine Minute und lesen dann im Halse des Kölbchens das Volumen des abgeschiedenen Fettes ab; hieraus läßt sich der Fettgehalt des Käses berechnen.

c) Bestimmung des Fettes im Käse mit dem Acidbutyrometer von N. Gerber[2]). Die Bestimmung des Fettes im Käse erfolgt in ähnlicher Weise wie in der Milch. Man benutzt beiderseits offene Röhrchen und wendet etwa 1 g Käse an, die in einem kleinen Becherchen auf einer Reiterwaage abgewogen werden. Die Auflösung des Käsestoffes erfolgt, wie bei der Milch, durch Schwefelsäure von der Dichte 1,820 bis 1,825 unter Zugabe von heißem Wasser und Amylalkohol, es ist mehrfaches Schütteln und Zentrifugiren nothwendig. Die näheren Einzelheiten sind aus den untenstehenden Abhandlungen zu ersehen. Neuerdings haben N. Gerber und M. M. Craandijk[3]) das Verfahren abgeändert; die Beschreibung des Verfahrens steht noch aus.

Versuche des Verfassers über die Fettbestimmung im Käse.

Die Mehrzahl der Versuche des Verfassers erstreckte sich auf das Verfahren der Fettbestimmung, bei dem die Eiweißstoffe des Käses durch Erhitzen mit Salzsäure in Lösung gebracht, und das Fett mit Aether ausgeschüttelt wird. Ferner wurde eine Reihe von Versuchen darüber ausgeführt, die Eiweißstoffe des Käses durch Behandeln mit verdünnter Natronlauge in der Kälte aufzulösen und das freigelegte Fett mit Aether aufzunehmen. Daneben wurde das gewöhnliche Aether-Extraktionsverfahren und Wägen des ausgezogenen Fettes mit den übrigen Verfahren in Vergleich gestellt. Schließlich wurden auch einige Versuche über das von Alexander Müller[4]) (s. S. 20) angegebene Verfahren zur gleichzeitigen Bestimmung des Wassers und Fettes im Käse angestellt, da dieses Verfahren noch immer als gut bezeichnet wird.

1. Bestimmung des Fettes im Käse durch Auflösen der Eiweißstoffe mit Salzsäure und Ausschütteln des Fettes mit Aether.

Das Verfahren, wie es von Stefan Bondzynski[5]) (s. S. 21) beschrieben wurde, ist mit einer ganzen Reihe von Mängeln behaftet, welche die Genauigkeit der Ergebnisse erheblich zu beeinflussen im Stande sind.

[1]) Analyst 1895. **20**. 132.

[2]) Milch-Ztg. 1892. **21**. 891; 1893. **22**. 363 und 656; N. Gerber, Die Acidbutyrometrie. IV. wesentlich verbesserter Prospekt über Gerber's Acidbutyrometrie; N. Gerber, Die praktische Milchprüfung. 6. Aufl. Bern 1895, S. 53; F. Stohmann, Die Milch- und Molkereiprodukte. Braunschweig 1898, S. 265.

[3]) Milch-Ztg. 1898. **27**. 291.

[4]) Landwirthschaftl. Jahrb. 1872. **1**. 68.

[5]) Zeitschr. analyt. Chemie 1894. **33**. 186; Landwirthschaftl. Jahrbuch der Schweiz 1894. **8**. 189.

1. Bondzynski schüttelt die salzsaure Lösung mit Aether, liest das Volumen der Aetherfettschicht ab, nimmt einen gemessenen Raumtheil der letzteren heraus, bestimmt darin das Fett durch Verjagen des Aethers und rechnet die gewogene Fettmenge auf die gesammte abgelesene Aetherfettschicht um; die auf diese Weise berechnete Fettmenge ist nach Bondzynski in der angewandten Menge Käse enthalten. Bondzynski nimmt also an, das gesammte in dem Käse enthaltene Fett finde sich in der ätherischen Schicht, der Aether nehme alles Fett aus der Salzsäure heraus und die wässerige Schicht sei vollkommen frei von Fett. Auch T. Eustace Hill[1]) ist dieser Ansicht; A. W. Stokes gab zuerst[2]) an, in der wässerigen Schicht bleibe etwas Fett zurück, bezweifelte dies aber später[3]) wieder. A. H. Allen[4]) und E. Molinari[5]) fanden, daß der Aether der Salzsäure doch nicht alles Fett entzieht; Molinari, der die ganze Aetherfettschicht abhebt und verdunstet, schüttelt daher die Salzsäure zweimal mit Aether aus.

In der That bleiben in der salzsauren Lösung, selbst wenn sie sowohl wie die Aetherschicht vollständig klar geworden sind, kleine Mengen Fett zurück. Die Salzsäure nimmt beim Schütteln mit Aether reichliche Mengen des letzteren auf, wodurch ihr Volumen erheblich vergrößert wird. Der in der Salzsäure gelöste Aether hält seinerseits wieder eine gewisse Menge Fett gelöst, die bei dem Bondzynski'schen Verfahren der Bestimmung entgeht. Der dadurch verursachte Fehler ist an sich nicht groß, bei dem Bondzynski'schen Verfahren aber, wo auf 20 ccm Salzsäure nur 30 ccm Aether kommen, also ein verhältnißmäßig großer Theil des Aethers in der Salzsäure zurückbleibt, nicht ohne Bedeutung. Dazu kommt noch, daß nach A. W. Stokes[3]) beim Mischen der Salzsäure mit dem Aether eine Kontraktion von 0,5 bis 1 ccm eintritt, wodurch die Verhältnisse noch verwickelter werden.

2. Bondzynski verwendet zum Ausschütteln des Fettes gewöhnlichen Aether. Wenn dieser, wie es häufig vorkommt, Alkohol enthält, so können dadurch noch andere Stoffe aus dem Käse in die ätherische Lösung übergehen. T. Eustace Hill[1]) und E. Molinari[5]) verwenden daher stets Aether, der mit Wasser gewaschen worden ist. Auch A. W. Stokes bezeichnete dies anfänglich[2]) als nöthig, behauptete aber später[3]), es könne gewöhnlicher Aether verwendet werden, wenn er nicht mehr als 3 Prozent Alkohol enthalte. Auch diese Fehlerquelle kann unter Umständen beachtenswerth werden.

3. Beim Schütteln des Aethers mit der Salzsäure nimmt der erstere merkbare Mengen Salzsäure auf. Beim Verdunsten des Aethers verbleibt die Salzsäure größtentheils in dem Fette. Erhitzt man dieses und hält über die Oeffnung des Kölbchens einen mit Ammoniak befeuchteten Glasstab, so tritt starke Nebelbildung durch Entstehen von Chlorammonium auf; schüttelt man das Fett mit warmem Wasser und säuert dieses mit Salpetersäure an, so entsteht mit Silbernitrat eine starke Chlorreaktion. Selbst nachdem das Fett eine Stunde im Wassertrockenschranke erhitzt worden ist, tritt beim Annähern eines mit Ammoniak befeuchteten Glasstabes noch Nebelbildung auf. Auch A. W. Stokes[2]) giebt an, daß die ätherische Lösung stets sauer sei; aber er sowohl wie T. Eustace Hill[1]) behaupten, das getrocknete Fett sei frei von

[1]) Analyst 1891. **16.** 67.

[2]) Ebd. 1889. **14.** 29.

[3]) Chem. News 1889. **60.** 214.

[4]) Chem.-Ztg. 1891. **15.** 331.

[5]) Ber. deutsch. chem. Gesellschaft 1891. **24.** 2204.

Salzsäure und ganz rein. Durch genügend langes Erhitzen des Fettes kann man ohne Zweifel die Salzsäure vollständig verjagen; zu langes Erhitzen des Fettes ist aber nicht zulässig, da dasselbe sich dadurch verändert. E. Molinari beobachtete ebenfalls, daß die ätherische Fettlösung Salzsäure enthält; um sie zu entfernen, schüttelt er die ätherische Lösung mit Wasser.

4. Besonders unangenehm macht sich bei dem Bondzynski'schen Verfahren der Fettbestimmung im Käse der Umstand bemerkbar, daß keine klare und deutliche Trennung der wässerigen und der ätherischen Schicht eintritt. An der Berührungsfläche der beiden Schichten bildet sich stets eine Anzahl zusammenhängender Häutchen, welche die Grenzflächen der Schichten mehr oder weniger verwischen; bei den zahlreichen Versuchen, die der Verfasser nach diesem Verfahren ausführte, kann er sich nicht eines Falles erinnern, daß die Häutchenbildung ausgeblieben wäre. A. W. Stokes und T. Eustace Hill haben dieselbe Erfahrung gemacht; sie lesen das Volumen der mit Häuten erfüllten Zwischenschicht ab und nehmen an, daß sie zu $^3/_4$ aus Aether bestehe. Auch E. Molinari macht auf diesen Uebelstand aufmerksam.

Alle Mängel des Verfahrens lassen sich umgehen, wenn die an sich wenig genauen Abmessungen des Aethers und der ätherischen Fettlösung durch das exakte Wägen ersetzt werden. Auf die Volumverhältnisse der Flüssigkeiten braucht hier gar keine Rücksicht genommen zu werden, die auftretende Kontraktion ist ohne Einfluß und die Häutchenbildung an der Berührungsfläche der wässerigen und der ätherischen Schicht hat keine Nachtheile im Gefolge. Bei dieser Ausführungsweise des Verfahrens sind zwei Punkte zu beachten.

1. Schon vorher wurde erwähnt, daß beim Schütteln der stark salzsauren Lösung mit Aether der letztere erhebliche Mengen Salzsäure aufnimmt, die beim Verdunsten des Aethers in dem Fette zurückbleiben und durch einstündiges Erhitzen nicht vollständig entfernt werden. Wenngleich die Menge der im Fette zurückbleibenden Salzsäure nur gering ist, scheint sie doch die Ursache einer Veränderung des Gewichtes des Fettes zu sein; wie die später folgenden Beleganalysen beweisen, wurde in den Fällen, wo die salzsaure Flüssigkeit unmittelbar mit Aether ausgeschüttelt wurde und demgemäß das gewogene Fett mit Salzsäure verunreinigt war, stets mehr Fett gefunden, als in den Fällen, wo ein Salzsäuregehalt des Fettes vermieden wurde. Dies läßt sich in einfacher Weise dadurch erreichen, daß man die salzsaure Flüssigkeit vor dem Ausschütteln mit Aether mit dem doppelten Volumen destillirten Wassers versetzt. Durch Schütteln der verdünnten Salzsäure mit Aether geht keine Salzsäure in diesen über.

2. Sobald man den Aether und die ätherische Fettlösung wägt, ist es durchaus nothwendig, nicht allein mit Wasser gewaschenen, sondern sogar mit Wasser gesättigten Aether zu verwenden. Schüttelt man die wässerige salzsaure Käselösung mit gewöhnlichem oder entwässertem Aether, so geht nicht nur ein Theil des Aethers in die wässerige Flüssigkeit über, sondern auch eine gewisse Menge Wasser in den Aether. Was man nach dem Schütteln der beiden Flüssigkeiten abgießt, ist nicht eine einfache Lösung von Fett in Aether, sondern die ätherische Fettlösung ist mit Wasser gesättigt. Zur Berechnung des Fettgehaltes des Käses muß man aus dem Fettgehalte der abgegossenen (gewogenen) Aethermenge auf die in dem ganzen hinzugesetzten Aether enthaltene Fettmenge schließen; die letztere entspricht dem Fette in der angewandten Menge Käse. Dieser Schluß ist bei Verwendung von gewöhnlichem, nicht mit Wasser gesättigtem Aether streng genommen nicht zulässig, weil die

ätherische Fettlösung noch eine gewisse Menge Wasser enthält, das man nicht auf einfache Weise bestimmen kann. Es sei z. B. die salzsaure Käselösung mit a Gramm Aether geschüttelt worden; dann seien b Gramm der Aetherfettlösung abgegossen worden und das Gewicht des in den b Gramm Aetherfettlösung enthaltenen Fettes sei gleich c Gramm. Zur Berechnung des Fettes in der angewandten Käsemenge würde sich nun Folgendes ergeben: In (b — c) Gramm abgegossenem Aether sind c Gramm Fett enthalten, in den ursprünglich hinzugesetzten a Gramm Aether daher $\frac{c \cdot a}{b - c}$ Gramm Fett. In dem gesammten Aether ist alles Fett des Käses gelöst, d. h. in der angewandten Käsemenge sind $\frac{c \cdot a}{b - c}$ Gramm Fett enthalten. Dieser Schluß ist ungenau; denn es wurden nicht (b — c) Gramm Aether abgegossen, sondern weniger, weil in den (b — c) Gramm Flüssigkeit eine gewisse Menge Wasser enthalten ist.

Anders liegen die Verhältnisse, wenn die Käselösung mit Aether geschüttelt wird, der mit Wasser gesättigt ist. Hier wird mit Wasser gesättigter Aether hinzugesetzt und ebensolcher abgegossen; der Schluß von dem Fettgehalte der abgegossenen Aethermenge auf den des gesammten eingewogenen Aethers ist in diesem Falle durchaus einwandsfrei.

Es ist allerdings zuzugeben, daß diese Schlußfolgerung theoretisch immer noch nicht ganz korrekt ist. Der eingewogene Aether ist durch Schütteln mit reinem Wasser mit diesem gesättigt worden. Bei der Ausführung des Versuches wird der Aether mit einer Flüssigkeit geschüttelt, die außer Wasser noch Salzsäure und gelöste Käsebestandtheile enthält; ferner nimmt der Aether beim Schütteln mit der Käselösung Fett auf. Beides wird eine Aenderung des Sättigungsvermögens des Aethers mit Wasser zur Folge haben. Sie kann aber in dem vorliegenden Falle nur sehr gering sein. Durch den Wasserzusatz vor dem Schütteln mit Aether wird die salzsaure Käselösung stark verdünnt. Auch die beim Schütteln entstehende ätherische Fettlösung ist sehr verdünnt; unter den später zu beschreibenden Versuchsbedingungen enthält selbst bei sehr fettreichen Käsen (bis zu 34 Prozent Fett) die ätherische Lösung höchstens 1 Prozent Fett, meist aber erheblich weniger. Die Aenderung des Sättigungsvermögens des Aethers mit Wasser ist daher bei den vorliegenden Verhältnissen als verschwindend klein anzusehen und praktisch ohne jede Bedeutung.

Die zahlreichen Versuche des Verfassers erstreckten sich auf zwei verschiedene Ausführungsweisen des Verfahrens. Das Auflösen des Käses durch Salzsäure kann nämlich entweder durch Erhitzen über freiem Feuer oder im Wasserbade erfolgen. Schon T. Eustace Hill[1]) bezeichnete es als gleichgültig, ob man die Milch mit der Salzsäure auf freiem Feuer oder im Wasserbade erhitze, und empfahl das letztere. Auch A. W. Stokes erhitzte die Mischung von Milch und Salzsäure anfangs[2]) im Wasserbade; später[3]) hielt er dies für nicht genügend und kochte die Mischung auf freiem Feuer. Wie dem auch bei der Fettbestimmung in der Milch sei, beim Käse führen beide Ausführungsweisen zu den gleichen Ergebnissen. Der Verfasser ist geneigt, dem Erhitzen über freiem Feuer den Vorzug zu geben, da hier die Auflösung des Käses in 1—2 Minuten erfolgt, während beim Erhitzen im Wasserbade $^1/_2$ bis 1 Stunde dazu erforderlich ist.

---

[1]) Analyst 1891. **16.** 67.

[2]) Ebd. 1889. **14.** 29.

[3]) Chem. News 1889. **60.** 214.

a) Auflösung des Käses durch Erhitzen mit Salzsäure über freiem Feuer.

Die anzuwendende Menge des Käses richtet sich nach dessen Fettgehalt; bei harten Fettkäsen nimmt man 3—4 g, bei weichen Fettkäsen bis zu 5 g, bei Magerkäsen etwa 10 g oder mehr in Arbeit. Das Abwägen erfolgt bei Hartkäsen zweckmäßig in gewöhnlichen, dünnen Probirröhrchen. Man wägt die anzuwendende, zerriebene Käsemenge zunächst auf einer Tarirwaage roh in das Röhrchen ein, wägt dann das Röhrchen mit dem Käse auf der chemischen Waage genau ab, schüttet den Käse in ein Glaskölbchen von etwa 250 bis 300 ccm Inhalt und wägt das Probirröhrchen mit dem anhaftenden Käse zurück. Der Hals des Kölbchens soll nicht zu lang und genügend weit sein. Man achte darauf, daß die ganze Käsemenge auf den Boden des Kölbchens zu liegen kommt und daß nicht Käsetheilchen an der Wand und im Halse des Kölbchens hängen bleiben. Um dies zu erreichen, wählt man das zum Abwägen des Käses dienende Probirröhrchen so aus, daß es bequem in den Hals des Kölbchens eingeführt werden kann. Nachdem der Käse in dem Röhrchen abgewogen ist, stülpt man das Glaskölbchen über das in senkrechter Stellung mit der Oeffnung nach oben gehaltene Probirröhrchen, so daß das Röhrchen mit seiner Oeffnung tief in das Kölbchen ragt. Hierauf dreht man das Ganze um 180° und läßt das Käsereibsel auf den Boden des Kölbchens fallen.

Zum Abwägen von Weichkäse bedient man sich kleiner, dünner, 3—5 cm langer Glasröhrchen, die man von einem dünnwandigen, engen Probirröhrchen abschneidet. Ist die Käsemasse genügend zähe, so daß sie nicht von selbst fließt (z. B. bei Romadur), so können die Röhrchen beiderseits offen sein; bei der Untersuchung sehr weicher, fließender Käse (Camembert u. s. w.) schmilzt man die Röhrchen an einem Ende zu und plattet das zugeschmolzene Ende ab, so daß man das Röhrchen auf der Waagschale aufrecht stellen kann. Man wägt das Röhrchen, füllt es mit Hülfe eines Glasstabes mit der gut umgerührten Käsemasse, legt oder stellt es auf die Waagschale und wägt es sammt Inhalt; hierauf läßt man das gefüllte Röhrchen in ein dickwandiges Erlenmeyerkölbchen von etwa 250 ccm Inhalt gleiten.

Zu dem in dem Kölbchen befindlichen Käse giebt man konzentrirte Salzsäure von der Dichte 1,125 (25 Prozent HCl enthaltend). Die Menge der zuzusetzenden Salzsäure richtet sich nach der Menge des in Arbeit genommenen Käses. Für 3 g Käse genügen 10 ccm konzentrirte Salzsäure, für 10 g Käse 20 ccm Salzsäure. Die Menge der Salzsäure ist ohne Einfluß auf das Ergebniß, sofern sie zur Auflösung des Käses genügt; man kann z. B. auch auf 3—5 g Käse 20 ccm Salzsäure nehmen. Man giebt die Salzsäure aus einer Pipette zu, wobei man bei Hartkäse dafür Sorge trägt, daß das Reibsel möglichst von der Salzsäure befeuchtet wird.

Käse und Salzsäure werden über freiem Feuer erhitzt. Man hält das Kölbchen unter sanftem Umschwenken, ohne die Wände zu benetzen, über eine kleine Flamme. Die kleine Menge Salzsäure geräth rasch ins Kochen und löst den Käse auf; der Weichkäse wird nach wenigen Augenblicken aus den Röhrchen herausgespült und besonders rasch aufgelöst. Ob die Auflösung vollständig erfolgt ist, lehrt der Augenschein; man beobachtet dann eine braune Flüssigkeit, auf deren Oberfläche zahlreiche geschmolzene Fetttropfen schwimmen. Zu der Auflösung giebt man nach dem Erkalten destillirtes Wasser, und zwar auf 10 ccm Salzsäure 20—30 ccm, auf 20 ccm Salzsäure 40 ccm; auf einige Kubikzentimeter mehr oder weniger kommt es hierbei nicht an. Die wässerige Lösung wird nach dem Verschließen mit einem Korkstopfen auf einer Tarirwaage, die noch 0,01 g sicher anzeigt, gewogen.

Nun giebt man mit Wasser gesättigten Aether hinzu. Man stellt diesen dar, indem man gewöhnlichen Aether mit soviel Wasser schüttelt, daß noch ein Theil des letzteren ungelöst am Boden der Flasche bleibt. Man läßt den Aether einen oder mehrere Tage über dem Wasser stehen, ehe man ihn gebraucht, und bewahrt ihn auch so auf, damit man sicher ist, daß der Aether stets mit Wasser gesättigt ist. Die Menge des anzuwendenden Aethers ist an sich beliebig; es empfiehlt sich etwa 80—120 g hinzuzufügen. Nach dem Aetherzusatze wird das Kölbchen mit dem Korkstopfen verschlossen und das Ganze gewogen.

Käselösung und Aether werden 2 bis 3 Minuten kräftig durchgeschüttelt. Meist scheiden sich die Flüssigkeiten sofort nach dem Aufhören des Schüttelns. Mitunter aber bildet sich eine dickflüssige, lufthaltige Emulsion, die sich indessen bald in genügendem Maße in eine wässerige und eine ätherische Schicht trennt; durch kurze Stöße in senkrechter Richtung kann man die Scheidung der Flüssigkeiten beschleunigen. Man läßt das Kölbchen $^1/_2$ bis 1 Stunde stehen, damit sich die ätherische Schicht klärt. Nach Verlauf dieser Zeit ist die über der unteren, dunklen, wässerigen Schicht sitzende ätherische Schicht vollkommen klar und wasserhell; an der Berührungsfläche beider Flüssigkeiten, auf der wässerigen Schicht aufsitzend, bemerkt man zahlreiche feine Häutchen. Durch zahlreiche Nachwägungen wurde festgestellt, daß durch das Schütteln und Stehenlassen das Gewicht des Kölbchens nicht merkbar abnimmt, eine Verdunstung von Aether also während dieser Zeit nicht stattfindet; statt das Kölbchen unmittelbar nach dem Aetherzusatze zu wägen, kann man damit auch bis nach dem Schütteln und Stehenlassen warten.

Hierauf öffnet man den Stopfen des Kölbchens und gießt einen Theil der klaren Aetherschicht in ein gewogenes dünnwandiges Kölbchen ab, schließt sofort wieder das die wässerige Schicht und einen Theil der Aetherschicht enthaltende Kölbchen mit dem Stopfen und wägt das Kölbchen nebst Inhalt zurück. Die abgegossene Aetherfettlösung wird bei niedriger Temperatur abgedunstet, das Fett nach dem Verdunsten des Aethers eine Stunde im Wassertrockenschranke getrocknet und gewogen.

b) Auflösung des Käses durch Erhitzen mit Salzsäure im Wasserbade.

Will man den Käse durch Erhitzen mit Salzsäure im Wasserbade auflösen, so verwendet man an Stelle des Kölbchens eine Standflasche mit genügend weitem Halse und eingeschliffenem Glasstopfen von 200—250 ccm Inhalt. Das Einwägen des Käses erfolgt in der vorher beschriebenen Weise; auch die Mengenverhältnisse von Käse und Salzsäure sind die gleichen. Die mit Käse und Salzsäure beschickte Flasche stellt man in ein kaltes oder lauwarmes Wasserbad und erhitzt dieses bis zum Sieden des Wassers; die Auflösung des Käses erfolgt zwar schon bei 75° C., das Einhalten dieser niedrigen Temperatur ist aber nicht nöthig. Der Käse beginnt alsbald sich zu lösen; durch wiederholtes sanftes Umschwenken befördert man den Vorgang. Auch hier lehrt der Augenschein, wann die Auflösung des Käses vollendet ist; meist erfolgt dies in $^1/_2$ bis $^3/_4$ Stunde. Im Uebrigen verfährt man wie beim Erhitzen von Käse und Salzsäure über freiem Feuer. Bemerkt sei noch, daß die mit dem Weichkäse in die Flaschen gebrachten Glasröhrchen beim Schütteln der verdünnten Käselösung mit dem Aether nicht zerbrochen werden, sondern unversehrt bleiben und wiederholt verwendet werden können.

c) Berechnung des Fettgehaltes des Käses.

Es bedeute in Grammen:

a das Gewicht der angewandten Käsemenge,

b das Gewicht des zugesetzten, mit Wasser gesättigten Aethers,

c das Gewicht der abgegossenen Aetherfettlösung,

d das Gewicht des in der abgegossenen Aetherfettlösung enthaltenen Fettes.

Das Gewicht des abgegossenen Aethers beträgt $(c - d)$ Gramm, in denen d Gramm Fett enhalten sind. In den zugesetzten b Gramm Aether sind daher $\frac{d \cdot b}{c - d}$ Gramm Fett. Der Aether hat das gesammte in dem Käse vorhandene Fett aufgelöst, d. h. in a Gramm Käse sind $\frac{d \cdot b}{c - d}$ Gramm Fett; in 100 g Käse sind daher enthalten:

$$x = \frac{100\, b \cdot d}{a\,(c - d)} \text{ Gramm Fett.}$$

Beispiel. 3,5700 g Edamerkäse wurden durch Erhitzen mit Salzsäure aufgelöst; es wurden 90,22 g Aether eingewogen und 66,52 g Aetherfettlösung abgegossen. Das Gewicht des nach dem Abdunsten des Aethers zurückbleibenden Fettes betrug 0,8838 g. Hier ist $a = 3{,}5700$, $b = 90{,}22$, $c = 66{,}52$, $d = 0{,}8838$. Daher ist:

$$x = \frac{100 \cdot 90{,}22 \cdot 0{,}8838}{3{,}5700\ (66{,}52 - 0{,}8838)} = 34{,}03 \text{ Prozent Fett.}$$

Vielfach wird bei derartigen Rechnungen nicht berücksichtigt, daß das nach dem Schütteln abgegossene Lösungsmittel (hier Aether) den Stoff, den man gewinnen will (hier Fett), gelöst enthält; man nimmt also an, die abgegossene Flüssigkeit sei reiner Aether und läßt das darin enthaltene Fett unberücksichtigt. An die Stelle von $(c - d)$ im Nenner der vorher abgeleiteten Formel würde in diesem Falle einfach c treten. Diese ungenaue Rechnungsweise ist bei Fettkäsen nicht zulässig, da hier das Gewicht des in dem abgegossenen Aether gelösten Fettes recht erheblich ist. In dem vorstehenden Beispiele würde man durch Vernachlässigung des Gewichtes des in dem abgegossenen Aether enthaltenen Fettes, also durch Ersetzen des Ausdruckes $(c - d)$ in der Formel durch c, nur 33,58 Prozent Fett finden, während der Käse in Wirklichkeit 34,03 Prozent Fett enthält. Bei Magerkäsen, wo die Menge des zur Wägung gelangenden Fettes viel geringer ist, ist der erwähnte Fehler bedeutend kleiner. Es wurden z. B. 10,7751 g magerer Lederkäse durch Erhitzen mit Salzsäure in Lösung gebracht, hierauf 100,73 g Aether zugesetzt, nach dem Schütteln 65,92 g Aetherfettlösung abgegossen und nach dem Verdunsten des Aethers 0,2291 g Fett gewogen. Der wahre Fettgehalt des Magerkäses ist $x = \frac{100 \cdot 100{,}73 \cdot 0{,}2291}{10{,}7751\ (65{,}92 - 0{,}2291)} = 3{,}26$ Prozent. Nach der ungenaueren Rechnungsweise wird der Fettgehalt zu $y = \frac{100 \cdot 100{,}73 \cdot 0{,}2291}{10{,}7751 \cdot 65{,}92} = 3{,}25$ Prozent gefunden. Der Unterschied ist in diesem Falle verschwindend klein.

Weiter war zu ermitteln, ob es nicht nothwendig ist, das Gewicht des zugesetzten Aethers und der abgegossenen Aetherfettlösung auf den luftleeren Raum zu reduziren. Bei dem vorliegenden Verfahren der Fettbestimmung im Käse werden verhältnißmäßig große Mengen Aether (mindestens etwa 80 g) zugesetzt und Aetherfettlösung (meist mindestens 60 g) abgegossen; da die Dichte des Aethers gleich etwa 0,76 ist, nehmen diese Aethermengen über

100 bezw. 80 ccm ein. Das wahre Gewicht des Aethers ist gleich dem scheinbaren Gewichte, das in der Luft bestimmt wurde, vermehrt um das Gewicht der Luftmenge, die durch den Aether verdrängt wurde. 1 ccm Luft wiegt im Mittel 0,0012 g; das wahre Gewicht von 100 ccm Aether wird daher beim Wägen in der Luft um etwa 0,12 g zu niedrig gefunden. Der Fehler, den man begeht, wenn man die Reduktion der Gewichte des Aethers und der Aetherfettlösung auf den luftleeren Raum unterläßt, ist indessen äußerst gering. Denn einmal ist, wie nachher gezeigt werden wird, der Einfluß eines Fehlers von etwa 0,1 g in der Bestimmung des Gewichtes des Aethers nur klein, und dann kommen die beiden nicht ganz genauen Gewichte des Aethers und der Aetherfettlösung im Zähler und im Nenner der Formel als Faktoren vor, wodurch sich der Fehler nahezu ausgleicht.

Dies läßt sich an der Hand des oben gewählten Beispieles beweisen. Es waren b = 90,22 g Aether eingewogen und c = 66,52 g Aetherfettlösung abgegossen worden; beides sind scheinbare Gewichte im lufterfüllten Raume. Die Dichte des Aethers ist gleich 0,76, die der Aetherfettlösung ist nahezu die gleiche; 1 g Aether nimmt daher einen Raum von 1,325 ccm ein und das Volumen der 90,22 g Aether ist gleich 119,5 ccm, der 66,52 g Aetherfettlösung gleich 88,1 ccm. 1 ccm Luft wiegt im Mittel 0,0012 g; die von den 119,5 ccm Aether verdrängte Luft wiegt somit 0,14 g, die von den 88,1 ccm Aetherfettlösung verdrängte Luft wiegt 0,11 g. Das *wahre* Gewicht des eingewogenen Aethers ist daher $\beta = 90,22 + 0,14 = 90,36$ g, das *wahre* Gewicht der abgegossenen Aetherfettlösung ist $\gamma = 66,52 + 0,11 = 66,63$ g. Man findet alsdann als Fettgehalt des Käses:

$$\text{mit den \textit{scheinbaren} Gewichten: } x = \frac{100 \cdot b \cdot d}{a\,(c-d)} = 34,03 \text{ Prozent,}$$

$$\text{mit den \textit{wahren} Gewichten: } y = \frac{100 \cdot \beta \cdot d}{a\,(\gamma-d)} = 34,02 \text{ Prozent.}$$

Der Unterschied ist hiernach verschwindend klein, und zwar bei den in der Käseanalyse vorliegenden Versuchsbedingungen in allen Fällen. Die Reduktion der Gewichte auf den leeren Raum kann daher unterlassen werden.

Es erübrigt nun noch, die Fehlergrenzen des Verfahrens festzustellen und zu bestimmen, welchen Einfluß kleine Wägefehler auf das Ergebniß der Fettbestimmung ausüben. Dies geschieht am zweckmäßigsten an der Hand eines Beispieles. Man habe 3,500 g Fettkäse durch Erhitzen mit Salzsäure in Lösung gebracht, 100,0 g Aether hinzugesetzt, 70,0 g Aetherfettlösung abgegossen und 0,800 g Fett gewogen; nach den früher angewandten Bezeichnungen ist hier a = 3,500, b = 100,0, c = 70,0, d = 0,800. Aehnliche Zahlen ergaben sich stets bei der Fettbestimmung in harten Fettkäsen; zur bequemeren Rechnung wurden sie abgerundet. Es werde nun angenommen, der Wägefehler betrage bei den Wägungen auf der chemischen Waage, also bei der Feststellung des Gewichtes a des Käses und d des Fettes 1 mg und bei den Wägungen auf der Tarirwaage, also bei der Bestimmung des Gewichtes b des Aethers und c der Aetherfettlösung 1 dg; die Wägefehler sind hiernach sehr hoch angenommen. Man findet dann für den Fettgehalt des Käses folgende Werthe:

1. Alle Wägungen sind fehlerfrei; dann ist der Fettgehalt des Käses:

   $x = 33,03$ Prozent.

2. Das Gewicht des Käses wurde um 1 mg zu hoch, gleich 3,501 g gefunden; Fettgehalt des Käses: $x_1 = 33,02$ Prozent.

3. Das Gewicht des eingewogenen Aethers wurde um 1 dg zu hoch, gleich 100,1 g gefunden; Fettgehalt des Käses: $x_2 = 33,06$ Prozent.
4. Das Gewicht der abgegossenen Aetherfettlösung wurde um 1 dg zu hoch, gleich 70,1 g gefunden; Fettgehalt des Käses: $x_3 = 32,98$ Prozent.
5. Das Gewicht des Fettes wurde um 1 mg zu hoch, gleich 0,801 g gefunden; Fettgehalt des Käses: $x_4 = 33,07$ Prozent.
6. Nach dem Vorstehenden findet man einen zu hohen Fettgehalt, wenn die Gewichte des Aethers b und des Fettes d fälschlich zu hoch ermittelt wurden; man findet dagegen einen zu niedrigen Fettgehalt, wenn die Gewichte des Käses a und der Aetherfettlösung c fälschlich zu hoch ermittelt wurden. Dieses Ergebniß ist ganz selbstverständlich, da b und d im Zähler, a und c im Nenner der Formel zur Berechnung des Fettes vorkommen. Am ungünstigsten liegen die Verhältnisse, wenn die Wägefehler in demselben Sinne wirken, nicht aber sich wenigstens theilweise aufheben, d. h. wenn sie sämmtlich das Ergebniß erhöhen oder sämmtlich vermindern. Ein solcher Fall werde hier, um den unter den gemachten Voraussetzungen möglichen größten Fehler zu bestimmen, angenommen, und zwar mögen alle Fehlerquellen erhöhend auf das Ergebniß einwirken. Es sei also das Gewicht des Aethers b um 1 dg zu hoch gleich 100,1 g, des Fettes d um 1 mg zu hoch gleich 0,801 g, des Käses a um 1 mg zu niedrig gleich 3,499 g und der Aetherfettlösung c um 1 dg zu niedrig gleich 69,9 g gefunden worden. Dann ist der Fettgehalt des Käses:

$$x_5 = 33,16 \text{ Prozent.}$$

Der Einfluß der Wägefehler ist hiernach sehr klein; selbst für den ungünstigsten Fall, daß bei sämmtlichen Wägungen die vorher angenommenen größten Fehler in demselben Sinne wirken, beträgt der Unterschied im Fettgehalte nur 33,16 — 33,03 = 0,13 Prozent. Die Fehlergrenzen sind dabei ziemlich weit genommen. Ferner ist zu berücksichtigen, daß als Beispiel ein sehr fettreicher Käse gewählt wurde; bei fettärmeren Käse sind die Unterschiede im Ergebnisse noch kleiner. Die angenommenen Wägefehler kommen in Wirklichkeit in solcher Größe nur selten vor; nur die Feststellung des Gewichtes des beim Verdunsten des Aethers zurückbleibenden Fettes ist oft nicht ganz sicher und Schwankungen unterworfen, die nicht selten 1 mg überschreiten. Glücklicherweise ist der Einfluß dieses Wägefehlers auf das Ergebniß nur gering. Die Unsicherheiten der Käseanalysen beruhen weniger auf der Mangelhaftigkeit der Untersuchungsverfahren, als vielmehr auf der Schwierigkeit der Probenahme und der Verwendung einer gleichmäßig zusammengesetzten Durchschnittsprobe zu allen Bestimmungen.

Beleganalysen.

Das Verfahren des Auflösens der Käse mit Salzsäure wurde an einer Reihe von Käsesorten geprüft. Die vergleichenden Bestimmungen des Fettgehaltes wurden, namentlich bei dem zuerst in Arbeit genommenen trockenen Edamerkäse unter mehrfach wechselnden Verhältnissen ausgeführt. Die Menge der Salzsäure, die Art, Höhe und Dauer des Erhitzens und die Menge des der Käselösung zugesetzten Wassers wurden verschiedentlich abgeändert. Zu diesen Versuchen wurde mit Absicht hauptsächlich der trockne Edamerkäse gewählt, weil dessen Reibsel ein vollkommen trockenes Pulver bildete, aus dem man leicht eine richtige Durchschnittsprobe für alle Bestimmungen entnehmen konnte; ferner mußten bei dem hohen Fettgehalte dieses Käses etwaige Unterschiede in den Ergebnissen besonders stark hervortreten.

Die Ergebnisse der vergleichenden Fettbestimmungen sind in der folgenden Tafel (S. 32) zusammengestellt. Die Menge des angewandten Käses wurde in die Tafel aufgenommen, weil

Lfde. Nr.	Menge des angewandten Käses g	Menge der zugesetzten Salzsäure ccm	Art und Höhe des Erhitzens	Zeitdauer des Erhitzens	Menge des der Käselösung zugesetzten Wassers ccm	Fettgehalt des Käses %
			1. Alter trockener Edamerkäse.			
1	3,7595	10	Im kochenden Wasserbade	1/2 Stunde	30	33,80
2	3,5552	10	Desgl.	Desgl.	40	33,85
3	3,5700	10	Im Wasserbade bei etwa 75° C.	3/4 Stunden	30	34,03
4	4,3403	10	Desgl.	Desgl.	40	33,99
5	3,4600	20	Im kochenden Salzbade	5 Stunden	40	33,78
6	3,6115	15	Im kochenden Wasserbade	1/2 Stunde	40	33,95
7	3,3323	15	Im Wasserbade bei etwa 90° C.	3/4 Stunden	40	33,80
8	4,7318	20	Im kochenden Wasserbade	3/4 Stunden	40	34,09
9	3,4938	15	Auf freiem Feuer	2 bis 3 Minuten	30	33,82
10	3,8332	20	Desgl.	Desgl.	40	33,82
11	3,2723	15	Desgl.	Desgl.	40	33,91
12	3,3968	20	Desgl.	Desgl.	40	33,98
			2. Edamerkäse, normale Handelswaare.			
13	3,9724	10	Im kochenden Wasserbade	1/2 Stunde	30	26,27
14	4,1267	10	Desgl.	Desgl.	30	26,41
15	3,6421	15	Auf freiem Feuer	2 bis 3 Minuten	40	26,23
16	3,4377	20	Desgl.	Desgl.	40	26,11
			3. Romadurkäse.			
17	4,2416	15	Im kochenden Wasserbade	1/2 Stunde	40	24,21
18	3,8762	10	Desgl.	3/4 Stunden	30	24,46
19	3,8020	20	Auf freiem Feuer	2 Minuten	40	24,62
20	3,5166	20	Desgl.	Desgl.	40	24,51
			4. Camembertkäse, sehr weich.			
21	3,1605	10	Im Wasserbade bei etwa 75° C.	20 Minuten	30	21,32
22	3,7385	10	Desgl.	Desgl.	30	21,71
23	3,0809	10	Im kochenden Wasserbade	1/4 Stunde	40	21,74
24	3,1526	10	Desgl.	Desgl.	40	21,53
25	3,0046	15	Auf freiem Feuer	2 Minuten	30	21,44
26	3,6991	20	Desgl.	Desgl.	40	21,14
27	4,0265	15	Desgl.	Desgl.	40	21,38
28	3,8921	20	Desgl.	Desgl.	40	21,68
			5. Holsteiner Lederkäse mit Zusatz einer kleinen Menge fremden Fettes.			
29	10,8330	25	Im kochenden Wasserbade	3/4 Stunden	40	7,36
30	10,1802	25	Desgl.	Desgl.	40	7,30
31	11,0091	25	Auf freiem Feuer	3 bis 4 Minuten	40	7,39
32	11,5857	25	Desgl.	Desgl.	40	7,42
			6. Magerer Holsteiner Lederkäse.			
33	8,5362	25	Im kochenden Wasserbade	3/4 Stunden	40	3,30
34	8,9944	25	Desgl.	Desgl.	40	3,21
35	9,8236	25	Desgl.	Desgl.	40	3,30
36	10,7551	25	Desgl.	Desgl.	40	3,26
37	10,1647	25	Auf freiem Feuer	3 bis 4 Minuten	40	3 31
38	9,7423	25	Desgl.	Desgl.	40	3,26

sie zu der Menge der zuzusetzenden Salzsäure in Beziehung steht; von der Angabe der Menge des zugesetzten Aethers, der abgegossenen Aetherfettlösung und des zur Wägung gelangten Fettes wurde dagegen Abstand genommen, da diese Zahlen für die Beurtheilung des Verfahrens ohne Belang sind.

Im Mittel wurden folgende Zahlen für den Fettgehalt der Käse erhalten:

	Beim Erhitzen mit Salzsäure im Wasserbade f_1	Beim Erhitzen mit Salzsäure auf freiem Feuer f_2	Unterschied $f_1 - f_2$
Alter, trockener Edamerkäse	33,91 %	33,88 %	+ 0,03 %
Edamerkäse, normale Handelswaare . .	26,34 „	26,17 „	+ 0,17 „
Romadurkäse	24,34 „	24,57 „	— 0,23 „
Camembertkäse, sehr weich	21,58 „	21,41 „	+ 0,17 „
Holsteiner Lederkäse mit Zusatz von wenig fremdem Fett	7,33 „	7,41 „	— 0,08 „
Magerer Holsteiner Lederkäse	3,27 „	3,29 „	— 0,02 „

Die Abweichungen in den Ergebnissen der einzelnen Bestimmungen fallen größtentheils dem Umstande zur Last, daß es mitunter schwer ist, zu allen Versuchen eine gleichmäßig zusammengesetzte Probe zu verwenden. Der trockene Edamerkäse, der Lederkäse mit etwas fremdem Fett und der magere Lederkäse waren so hart, daß sie sich auf einem Reibeisen leicht zu einem ziemlich feinen Pulver zerreiben ließen. Bei dem normalen, konsumreifen Edamerkäse war das Reibsel bedeutend grober, weil beim Reiben fortwährend größere Stücke abbröckelten. Der Romadur- und Camembertkäse mußten in einer Reibschale zerrieben werden und bildeten alsdann einen zähen Teig, der bei dem Camembertkäse ziemlich flüssig war. Aus dem trockenen Käsereibsel lassen sich nach dem Umschütteln leicht gleichmäßig zusammengesetzte Durchschnittsproben nehmen. Der zähe Käseteig ist dagegen in seiner Masse nicht ganz gleichmäßig, auch wenn er sehr sorgfältig zerrieben und vor jeder Probenentnahme mit dem Glasstabe durchgerührt wird. Ein Blick auf die Zusammenstellung der Fettbestimmungen lehrt, daß bei den Weichkäsen die Uebereinstimmung erheblich geringer ist als bei den Hartkäsen.

Mit Hülfe des Salzsäureverfahrens erhält man in einfacher Weise ohne besondere Uebung recht befriedigende Ergebnisse. In dem trockenen Edamerkäse, dessen Fettgehalt nach der oben gegebenen Zusammenstellung 33,91 bezw. 33,88 % war, fand Dr. C. Roelcke, damals freiwilliger Hülfsarbeiter im Kaiserlichen Gesundheitsamte, bei 3/4 stündigem Erhitzen von etwa 3 g Käse mit 20 ccm konzentrirter Salzsäure und Zusatz von 40 ccm Wasser 33,8, 33,8 und 33,9 % Fett; in dem normalen Edamerkäse mit einem Fettgehalte von 26,34 bezw. 26,17 % ermittelte W. Wintgen, damals freiwilliger Hülfsarbeiter im Kaiserlichen Gesundheitsamte, 26,28 und 26,44 % Fett.

Schüttelt man die salzsaure Käselösung mit Aether, ohne sie mit Wasser verdünnt zu haben, so geht, wie bereits vorher erwähnt wurde, Salzsäure in die Aetherfettlösung über und bleibt beim Verdunsten des Aethers im Fett zurück. Bei Unterlassung des Wasserzusatzes wurde stets ein höherer Fettgehalt des Käses gefunden als bei Wasserzusatz, wie folgende, auf den trockenen Edamerkäse sich beziehenden Zahlen beweisen:

Lfde. Nr.	Menge des angewandten Käses g	Menge der zugesetzten Salzsäure ccm	Art und Höhe des Erhitzens	Zeitdauer des Erhitzens	Menge des der Käselösung zugesetzten Wassers ccm	Fettgehalt des Käses Prozent
1	2,9816	20	Im Wasserbade auf etwa 75° C.	3/4 Stunden	0	34,81
2	4,6000	30	Im Wasserbade auf etwa 90° C.	1/2 Stunde	0	35,20
3	3,4902	15	Im kochenden Wasserbade	3/4 Stunden	0	35,17
4	3,8661	15	Desgl.	3/4 Stunden	0	34,68

Beim Verdünnen der Käselösung mit Wasser wurden 33,91 % Fett gefunden.

Von Interesse war es, festzustellen, ob nicht eine verdünntere Salzsäure im Stande ist, den Käse aufzulösen und das Fett freizulegen. Zu dem Zwecke wurden etwa 3 g des zerriebenen, trockenen Edamerkäses mit 20 ccm einer mit dem gleichen Raumtheile Wasser verdünnten Salzsäure im kochenden Wasserbade erhitzt. Nach einstündigem Erhitzen wurden 32,2 % Fett gefunden; man konnte hierbei beobachten, daß kleine Theile des Käses noch ungelöst waren. Beim Erhitzen im Wasserbade vollzieht sich die vollständige Auflösung des Käses mit verdünnter Salzsäure nur langsam; auch beim Erhitzen über freiem Feuer dauert es längere Zeit, bis alle Käsetheilchen aufgelöst sind. Da die Verwendung konzentrirter Salzsäure viel rascher und sicherer zum Ziele führt und keine Nachtheile mit sich bringt, sofern man nur nach erfolgter Auflösung und vor dem Aetherzusatze Wasser zusetzt, wird man sich zweckmäßig stets dieser bedienen.

Weiter wurden Versuche darüber angestellt, ob es angängig ist, bei diesem Fettbestimmungsverfahren den Aether durch ein anderes Lösungsmittel für Fett zu ersetzen. Als solches wurde der nächst dem Aether am häufigsten zum Ausziehen des Fettes verwendete Petroleumäther gewählt. Der gewöhnliche Petroleumäther des Handels ist hierzu nicht verwendbar, da er beträchtliche Mengen hochsiedender Bestandtheile enthält; der Petroleumäther muß vielmehr aus einem auf 50° C. erwärmten Wasserbade destillirt werden. Mit dem bis 50° C. übergehenden Antheile des Petroleumäthers wurden die Versuche in derselben Weise wie mit Aether ausgeführt. Das Ergebniß der auf diese Weise ausgeführten Fettbestimmung in dem trockenen Edamerkäse war folgendes:

Nr.	Menge des angewandten Käses g	Menge der zugesetzten Salzsäure ccm	Art und Höhe des Erhitzens	Zeitdauer des Erhitzens	Menge des der Käselösung zugesetzten Wassers ccm	Fettgehalt des Käses Prozent
1	4,0164	10	Im kochenden Wasserbade	3/4 Stunden	40	32,45
2	3,3650	10	desgl.	desgl.	40	32,51
3	3,6491	10	desgl.	desgl.	20	32,07
4	3,8132	10	desgl.	desgl.	20	31,90
5	3,3598	10	desgl.	desgl.	40	32,23
6	2,8109	10	desgl.	desgl.	40	32,16

Als man mit Wasser geschüttelten Petroleumäther anwandte, wurden nur wenig abweichende Zahlen erhalten.

Als Mittel der Versuche mit Petroleumäther ergiebt sich ein Fettgehalt des Käses von 32,22 %; in demselben Käse wurden mit Aether im Mittel 33,90 % Fett gefunden, also erheblich mehr. Die Beobachtung, daß der Aether den Nahrungsmitteln mehr Stoffe entzieht als der Petroleumäther, ist nicht neu; von E. Polenske[1]) wurde dies z. B. bei der Fettbestimmung in Mehl und Brot festgestellt. Der Verfasser ist geneigt, bei der Fettbestimmung im Käse dem Aether den Vorzug vor dem Petroleumäther zu geben. Denn einmal ist der Aether das bei der Bestimmung des Rohfettes in Nahrungs- und Genußmitteln allgemein gebräuchliche Extraktionsmittel, das nur in bestimmten, wohl begründeten Fällen verlassen und durch ein anderes Extraktionsmittel ersetzt wird, wie z. B. bei der Untersuchung von Macis, wo man wegen des hohen Gehaltes dieses Gewürzes an in Aether löslichen Harzen Petroleumäther verwendet. Ein solcher begründeter Fall liegt bei dem Käse nicht vor; denn über die Art und Menge etwa darin vorhandener Stoffe, die in Aether löslich, in Petroleumäther aber unlöslich wären, ist bisher nichts Näheres bekannt. Das aus der salzsauren Käselösung mit Aether ausgeschüttelte und getrocknete Fett ist, soweit sich dies feststellen ließ, vollkommen rein und löst sich ohne Rückstand in wasserfreiem Aether und auch — merkwürdig genug — in Petroleumäther. Im Hinblicke auf den letzteren Umstand ist es zur Zeit nicht möglich, eine Erklärung dafür zu geben, daß bei Anwendung von Petroleumäther weniger Fett gefunden wurde.

Auch bezüglich der Ausführungsweise des Verfahrens verdient der Aether den Vorzug vor dem Petroleumäther. Beim Schütteln der verdünnten Käselösung mit Petroleumäther entsteht fast stets eine dickflüssige, lufthaltige Emulsion, die sich nur langsam in zwei Schichten trennt. Ferner enthält selbst der bei 50° C. überdestillirende Petroleumäther noch hochsiedende Petroleumantheile. Das beim Verdunsten des Petroleumäthers zurückbleibende Fett riecht noch nach einstündigem Erhitzen im Wassertrockenschranke nach Petroleum; bis zum Aufhören dieses Geruches bedarf es eines erheblich verlängerten Erhitzens, das dem Fette nicht dienlich ist.

2. Extraktion des Fettes aus dem getrockneten Käse mit Aether und Wägen des getrockneten Fettes.

Zur Fettbestimmung im Käse nach dem meist üblichen Extraktionsverfahren muß sowohl der Käse getrocknet als auch der Aether entwässert sein; denn sobald Wasser zugegen ist, werden von dem hierdurch entstehenden wasserhaltigen Aether Stoffe aufgenommen, die nicht Fett und in wasserfreiem Aether nicht löslich sind. Aus diesem Grunde verbietet sich auch das Extrahiren des Käses ohne Vertheilungsmittel. Denn erhitzt man Fettkäse, gleichgültig ob er hart oder weich ist, auf 100° C., so schmilzt die ganze Käsemasse, wobei sich das geschmolzene Fett größtentheils absondert und die weiche Käsemasse sich zusammenballt; entzieht man diesem Gemische die Hauptmenge des Fettes mit Aether, so bietet die zurückbleibende Käsemasse, die noch reichliche Mengen Fett einschließt, dem Aether nur wenige Angriffspunkte. Beim Erhitzen von Magerkäse auf 100° C. werden die Eiweißstoffe hornartig und schließen das Fett so ein, daß es durch Aether nicht mehr völlig entzogen werden kann.

Will man dem Käse ohne Verreiben mit Sand oder ähnlichen Vertheilungsmitteln das Fett entziehen, so muß man das Wasser durch Trocknen über Schwefelsäure bei gewöhnlicher

[1]) Arbeiten a. d. Kaiserl. Gesundheitsamte 1893. 8. 678.

oder wenig erhöhter Temperatur, am besten im luftleeren Raume, entfernen.[1]) Nachdem auf diesem Wege der Käse nach Möglichkeit entwässert ist, behandelt man ihn zweckmäßig in einem Kölbchen wiederholt mit Aether, gießt die Aetherfettlösungen ab, zerreibt den theilweise entfetteten Käse möglichst fein und extrahirt ihn im Extraktionsapparate mit Aether; die Extraktion muß mehrmals unterbrochen und der Käse aufs Neue verrieben werden. Auch dann sind die Ergebnisse noch unsicher. Nach F. Benecke und E. Schulze[2]) sowie Stefan Bondzynski[3]) dauert die Extraktion niemals weniger als eine Woche und selbst nach dieser Zeit bleiben noch gewisse Mengen Fett in dem Käse zurück. Besonders schwierig wird auf diesem Wege dem Magerkäse das Fett entzogen; nach wochenlangem Ertrahiren konnte in dem Magerkäse noch die Hälfte des ursprünglich vorhandenen Fettes nachgewiesen werden. Aehnlich ungünstige Erfahrungen machte auch A. H. Allen[4]). Aus diesem Grunde ist das einfache Extrahiren des Käses mit Aether ohne Verreiben mit Sand oder dergl. nicht empfehlenswerth; thatsächlich wird es gegenwärtig fast nur in den Fällen angewandt, wo sich die Zugabe von Sand aus anderen Gründen verbietet, z. B. wenn es sich darum handelt, die fettfreie Substanz des Käses zu gewissen Untersuchungszwecken herzustellen.

Unter sonstigen Verhältnissen, insbesondere bei der einfachen Fettbestimmung, verreibt man den Käse mit Sand. Man verfährt dabei in folgender Weise. Man bedeckt den Boden eines kleinen Porzellanmörsers mit gewaschenem und geglühtem Sande und bringt eine gewogene Menge Käse darauf; von Fettkäsen genügen 2 bis 3 g, von Magerkäsen wendet man 5 bis 10 g an. Das Reibsel von Hartkäse wägt man in einem Probirröhrchen ab, schüttet es auf den Sand und wägt das Probirröhrchen mit den anhaftenden Käsetheilchen zurück. Die teigartige Durchschnittsprobe von Weichkäsen wägt man, zugleich mit einem kleinen Glasstabe, in einem Bechergläschen ab, das man mit einem Uhrglase bedeckt; die Käsemasse wird mit Hülfe des Glasstäbchens auf den Sand gebracht und das Bechergläschen mit dem darin zurückgebliebenen Käse zurückgewogen. Den in der Reibschale befindlichen Käse bedeckt man mit einer Schicht Sand, stellt den Mörser auf einen Bogen schwarzes Glanzpapier und zerreibt Käse und Sand mit Hülfe eines kleinen Pistilles, bis einzelne Käsetheilchen fast nicht mehr zu erkennen sind. Dann stellt man den Mörser 10 Minuten in den Wassertrockenschrank, mischt den Inhalt nochmals tüchtig durcheinander und trocknet ihn nunmehr zwei Stunden im Wassertrockenschranke. Dann füllt man die Käse-Sandmischung in eine Hülse (Patrone) aus entfettetem Filtrirpapier (über einem Bogen schwarzen Glanzpapieres), wäscht Mörser und Pistill mit entwässertem (über Natrium oder Aluminiumamalgam destillirtem) Aether sorgfältig ab und gießt den Aether in einen Extraktionsapparat, in den man bereits vorher die beschickte Hülse gebracht hat; die Oeffnung der Hülse schließt man durch einen Bausch entfetteter Watte und beginnt die Extraktion der Sand-Käsemischung mit entwässertem Aether.

Durch den wasserfreien Aether werden der Käsemasse nicht nur reines Fett, sondern auch andere, in Aether lösliche Stoffe entzogen. Schon Alexander Müller[5]) beobachtete, daß nach wiederholtem Ausziehen des Käses mit Aether die letzten Auszüge eine wachsartige

---

[1]) Vergl. A. Devarda, Zeitschr. analyt. Chemie 1897. **36**. 765.

[2]) Landwirthschaftl. Jahrb. 1887. **16**. 317.

[3]) Landwirthschaftl. Jahrb. d. Schweiz 1894. **8**. 189; Zeitschr. analyt. Chemie 1894. **33**. 186.

[4]) Analyst 1894. **19**. 132.

[5]) Landwirthschaftl. Jahrb. 1872. **1**. 68.

Substanz enthalten. L. Manetti und G. Musso fanden nach dem Abdunsten der ätherischen Käseauszüge in dem zurückbleibenden Fette Tröpfchen einer dunkelgelben bis dunkelrothen Flüssigkeit, die dichter als Fett, mit diesem nicht mischbar, löslich in Wasser und Aether, unlöslich in Schwefelkohlenstoff war und stark sauer reagirte. Beim Erhitzen des Fettes wurde die Flüssigkeit dunkler, klebrig und schließlich zu einer festen schwarzen Masse; dabei nahm die Löslichkeit in Aether und die saure Reaktion immer mehr ab. Beim Ausschütteln von sauer gewordener Milch mit Aether wurden dieselben Tröpfchen erhalten, das aus süßer Milch isolirte Fett war dagegen vollkommen rein.

Die von Manetti und Musso in dem mit Aether aus Käse erhaltenen Fette beobachtete Substanz bestand zweifellos zum Theil aus Milchsäure. Diese Säure findet sich stets im Käse, anfangs in freiem Zustande, später an Ammoniak gebunden, und ist in Aether löslich, wird von diesem also gleichzeitig mit dem Fette ausgezogen. Außer mit Milchsäure ist aber das aus Käse, der mit Sand vermischt längere Zeit im Wassertrockenschranke erhitzt wurde, durch Ausziehen mit Aether gewonnene Fett noch mit anderen, harzartigen Stoffen verunreinigt. Diese Stoffe entstehen zum Theil erst beim längeren Erhitzen des Käses in der durch den Sand bewirkten feinen Vertheilung, in der er der Luft eine große Oberfläche darbietet. Zieht man Käse, der bei gewöhnlicher Temperatur über konzentrirter Schwefelsäure nach Möglichkeit getrocknet wurde, mit entwässertem Aether aus, so erhält man nach dem Verdunsten des Aethers und Trocknen einen Auszug, der alle Eigenschaften eines reinen Fettes hat; er ist nur schwach hellgelb gefärbt und schmilzt bei niedriger Temperatur zu einem klaren Oele; auch beim Ausschütteln des durch Salzsäure gelösten Käses mit Aether wird ein reines Fett erhalten. Sobald der Käse mit Sand verrieben und längere Zeit erhitzt wird, sieht das mit wasserfreiem Aether ausgezogene Fett anders aus; es ist viel dunkler gefärbt und enthält häufig Stoffe, die sich mit dem Fette nicht mischen und beim Schmelzen des Fettes bei niedriger Temperatur fest bleiben. In einigen Fällen hinterblieb beim Abdunsten der letzten Aetherauszüge aus Edamerkäse ein deutlich krystallisirter Stoff in Gestalt feiner Nadeln, die selbst beim Erhitzen im Wassertrockenschranke nicht schmolzen.

Die nachstehend mitgetheilten Versuchsergebnisse bestätigen die schon oft gemachte Erfahrung, daß man durch einmaliges Ausziehen des sorgfältig mit Sand verriebenen Käses mit Aether nicht alles Fett bezw. alle durch Aether ausziehbaren Stoffe gewinnt. Nach sechsstündiger Extraktion ist zwar die größte Menge Fett (bei Fettkäsen 97 bis 98 % oder noch mehr) aus dem Käse entfernt, der zurückbleibende Theil des Fettes läßt sich jedoch nur langsam ausziehen. Man verfährt daher zur Bestimmnng des Fettes im Käse nach dem Extraktionsverfahren zweckmäßig in der Weise, daß man die getrocknete Käse-Sandmischung zunächst 4 bis 6 Stunden mit wasserfreiem Aether auszieht, alsdann nach dem Verdunsten des Aethers die Käse-Sandmischung aus der Hülse herausnimmt, von Neuem in einem Mörser verreibt und 2 bis 3 Stunden mit wasserfreiem Aether auszieht; dasselbe Verfahren wiederholt man gegebenenfalls noch einmal in gleicher Weise. Der Augenschein lehrt schon, daß die bei der zweiten und dritten Extraktion erhaltenen Auszüge nur theilweise aus Fett, zum Theil aber aus anderen Stoffen bestehen.

Bei der längere Zeit andauernden Extraktion des Käses mit Aether ist es nicht möglich, diesen während des ganzen Versuches völlig wasserfrei zu erhalten; nur wenn man auf den Kühler oben ein Chlorcalciumrohr aufsetzt, kann man es vermeiden, daß der Aether aus der meist sehr wasserdampfreichen Luft der Laboratorien Wasser anzieht. Ferner kommt es, auch wenn man die Käse-Sandmischung mit einem Bausch entfetteter Watte bedeckt, vor, daß beim Abhebern der Aetherfettlösungen in dem Extraktionsapparate kleine Theilchen von Käse oder Sand mit in das Fettkölbchen gerissen werden. Die Aetherfettlösung, die nach Beendigung der Extraktion in dem Fettkölbchen enthalten ist, ist meist nicht klar, und auch das nach dem Abdunsten des Aethers hinterbleibende geschmolzene Fett ist nur selten ganz klar. In diesem Falle verdunstet man den Aether der Fettlösung, trocknet das Fett im Wassertrockenschranke eine Stunde, löst es dann in entwässertem Aether auf, filtrirt die Lösung durch ein kleines, fettfreies Filter, wäscht Kölbchen und Filter mit Aether aus, verdunstet den Aether des Filtrates und trocknet das hinterbleibende Fett nochmals eine Stunde im Wassertrockenschranke.

Versuchsergebnisse.

Der Fettgehalt einiger Käse wurde nach dem Extraktionsverfahren bestimmt. Der Käse wurde mit Sand verrieben, die Mischung getrocknet und im Soxhlet'schen Extraktionsapparate mit entwässertem Aether eine bestimmte Zeit ausgezogen. Dann wurden Käse und Sand nochmals zerrieben, die Mischung aufs Neue mit Aether ausgezogen und dieses ein drittes Mal wiederholt. Von den einzelnen Auszügen ließ man den Aether abdunsten, trocknete das Fett, löste es in entwässertem Aether, filtrirte die Lösung, verdampfte den Aether, trocknete und wog das Fett.

1. Alter trockener Edamerkäse.

			Gefundener Fettgehalt Versuch 1	Versuch 2
Erste Extraktion.	Dauer 24	Stunden . . .	32,56 Prozent	32,80 Prozent
Zweite „	„ 6	„ . . .	0,41 „	0,38 „
Dritte „	„ 10	„ . . .	0,17 „	0,15 „
		Zusammen	33,14 Prozent	33,33 Prozent

2. Edamerkäse, normale Handelswaare.

Erste Extraktion.	Dauer 6	Stunden . . .	25,20 Prozent	25,74 Prozent
Zweite „	„ 3	„ . . .	0,32 „	0,23 „
Dritte „	„ 4	„ . . .	0,17 „	0,09 „
		Zusammen	25,69 Prozent	26,06 Prozent

3. Camembertkäse, sehr weich.

Erste Extraktion.	Dauer 6	Stunden . . .	21,12 Prozent	21,13 Prozent
Zweite „	„ 4	„ . . .	0,52 „	0,36 „
Dritte „	„ 3	„ . . .	0,21 „	0,19 „
		Zusammen	21,85 Prozent	21,68 Prozent

4. Holsteiner Lederkäse mit Zusatz von wenig fremdem Fett.

Erste Extraktion.	Dauer 6	Stunden . . .	6,75 Prozent	7,06 Prozent
Zweite „	„ 6	„ . . .	0,27 „	0,18 „
Dritte „	„ 6	„ . . .	0,12 „	0,08 „
		Zusammen	7,14 Prozent	7,32 Prozent

5. Magerer Holsteiner Lederkäse.

Erste Extraktion. Dauer 6 Stunden . . .	3,11 Prozent	3,17 Prozent
Zweite „ „ 6 „ . . .	0,13 „	0,18 „
Dritte „ „ 6 „ . . .	0,07 „	0,09 „
Zusammen	3,31 Prozent	3,44 Prozent

Im Folgenden sind die Ergebnisse zusammengestellt, die bei der Fettbestimmung in verschiedenen Käsearten nach dem Extraktionsverfahren und nach dem Salzsäureverfahren erhalten wurden. Die Zahlen sind sämmtlich Mittelwerthe; bei dem Salzsäureverfahren wurden auch die durch Erhitzen im Wasserbade und über freiem Feuer gewonnenen Zahlen zusammengezogen.

	Fettgehalt des Käses gefunden nach dem Extraktionsverfahren f_1	Fettgehalt des Käses gefunden nach dem Salzsäureverfahren f_2	Unterschied $f_1 - f_2$
Alter trockener Edamerkäse	33,24 %	33,90 %	— 0,66 %
Edamerkäse, normale Handelswaare .	25,88 „	26,26 „	— 0,38 „
Camembertkäse, sehr weich	21,77 „	21,50 „	+ 0,27 „
Holsteiner Lederkäse mit Zusatz von wenig fremdem Fett	7,23 „	7,37 „	— 0,14 „
Magerer Holsteiner Lederkäse . . .	3,38 „	3,28 „	+ 0,10 „

Mit Hülfe des Extraktionsverfahrens kann man hiernach zu ziemlich, meist sogar zu recht befriedigenden Ergebnissen kommen; in dieser Hinsicht liegen die Verhältnisse beim Käse günstiger als bei dem Fleische und dem Brote. Immerhin ist es mehr oder weniger Zufall, daß man nach diesem Verfahren den wirklichen Fettgehalt des Käses genau findet. Zwei Fehler, die dem Verfahren anhaften, wirken einander entgegen und heben sich ganz oder theilweise auf: einerseits zieht man mit Aether nicht alles Fett aus, andererseits nimmt der Aether noch andere Stoffe auf, die nicht Fett sind. Auf diese Weise kommt es, daß man unter Umständen, insbesondere, wie es scheint, bei Weichkäsen und Magerkäsen, nach dem Extraktionsverfahren mehr Fett finden kann, als nach dem Salzsäureverfahren. Wenn man die Extraktion des Käses genügend lange mit immer wiederholtem Verreiben der Sandmischung fortsetzt, wird man wahrscheinlich stets mehr „Fett“ finden als nach dem Salzsäureverfahren. Was man aber hierbei auszieht, besteht nur zu einem geringen Theile aus Fett, wie schon der Augenschein lehrt. Die Anzahl der aufeinanderfolgenden Extraktionen muß daher eine beschränkte sein. Zweckmäßig und empfehlenswerth ist es, die getrocknete Käse-Sandmischung zunächst 4 bis 6 Stunden zu extrahiren und dies nach dem Zerreiben der Mischung noch zweimal je 2 bis 3 Stunden zu wiederholen; auf diese Weise erhält man Zahlen, die von dem wahren Fettgehalte des Käses nur wenig abweichen. Immerhin bleibt das Verfahren mühsam, umständlich, langwierig und nicht ganz genau; es wird in allen Punkten von dem Salzsäureverfahren weit übertroffen.

Weiterhin wurden noch einige Versuche ausgeführt, die bezweckten, bei dem Extraktionsverfahren den durch seine Wasseranziehung lästigen Aether durch ein anderes Lösungsmittel für Fett, nämlich durch Petroleumäther, zu ersetzen. Aus dem alten trockenen Edamerkäse wurden nach dem Verreiben mit Sand und Trocknen mit Petroleumäther (unter 50 ° C. siedend) folgende Fettmengen ausgezogen:

			Fettgehalt	
			Versuch 1	Versuch 2
Erste Extraktion.	Dauer 6	Stunden	31,23 Prozent	31,66 Prozent
Zweite „	„ 4	„	0,26 „	0,29 „
Dritte „	„ 3	„	0,11 „	0,17 „
		Zusammen	31,60 Prozent	32,12 Prozent

Im Mittel wurden durch Ausziehen mit Petroleumäther 31,86 Prozent Fett gefunden; in demselben Käse wurden durch Ausziehen mit entwässertem Aether 33,24 Prozent und nach dem Salzsäureverfahren (Ausschütteln der Käselösung mit Aether) 33,90 Prozent Fett ermittelt. Durch Petroleumaether wurden hiernach 1,38 Prozent Fett weniger extrahirt als durch entwässerten Aether.. Dieselbe Beobachtung wurde auch beim Ausschütteln der durch Salzsäure bewirkten Käselösung mit Aether und Petroleumäther gemacht; auch hier wurde mit Petroleumäther erheblich weniger Fett gefunden als mit Aether. Aehnlich wie Petroleumäther verhält sich auch der Schwefelkohlenstoff, wie sich aus Versuchen von L. Manetti und G. Musso ergiebt; diese fanden in fünf Parmesankäsen folgende Fettgehalte:

	Durch Extraktion mit:		
	Aether f_1	Schwefelkohlenstoff f_2	Unterschied $f_1 - f_2$
Parmesankäse 1	22,48 Prozent	21,07 Prozent	1,41 Prozent
„ 2	17,96 „	15,89 „	2,07 „
„ 3	15,41 „	14,13 „	1,28 „
„ 4	21,40 „	20,26 „	1,14 „
„ 5	13,79 „	13,22 „	0,57 „

3. Versuche über das Verfahren von Alexander Müller zur gleichzeitigen Bestimmung von Wasser und Fett im Käse.

Das Müller'sche Verfahren ist nur auf Hartkäse anwendbar; diese dürfen hierbei nicht auf einem Reibeisen zerrieben, sondern nur in kleine würfelförmige Stücke geschnitten werden. Von den Fettkäsen wurden 2,5 bis 3 g, von den Magerkäsen 5 bis 6 g mit dem Messer in kleine Würfel zerschnitten und in einem gewogenen Erlenmeyerkölbchen von etwa 50 ccm Inhalt mit weitem Halse abgewogen. Die mit Käse beschickten Kölbchen stellte man zunächst 4 Tage offen in einen Exsikkator über konzentrirter Schwefelsäure und pumpte wiederholt die Luft aus demselben. Dann wurden die Kölbchen in einem Luftbade auf 35 bis 40° C. erwärmt, unter die Glocke einer Luftpumpe über konzentrirte Schwefelsäure gestellt und die Luft unter der Glocke möglichst verdünnt. Nach ½ Stunde wurden die Kölbchen aufs Neue erwärmt und dieses Verfahren etwa zehnmal wiederholt. Durch Wägen der Kölbchen wurde festgestellt, daß die Käse hiernach noch erhebliche Mengen Wasser enthielten; von weiterem Trocknen im luftverdünnten Raume wurde indessen Abstand genommen, da die einzelnen Gewichtsabnahmen nur gering waren und die völlige Verdunstung des Wassers nach diesem Verfahren, wenn sie überhaupt möglich ist, erst nach sehr langem Fortsetzen des Trocknens erreicht worden wäre.

Die getrockneten Käsestückchen wurden mit etwa 30 ccm entwässertem Aether übergossen, die Kölbchen zugestöpselt und unter häufigem Umschütteln drei Tage stehen gelassen; dann wurde der Aether durch ein kleines Filter in ein trocknes Kölbchen abgegossen. Die Käsestückchen wurden noch zweimal mit je 30 ccm entwässertem Aether zwei Stunden stehen gelassen und der Aether abgegossen. Hierauf wurden die Käsestückchen in ein tiefes Porzellanschälchen übergeführt, mit einem an einem Ende breit gedrückten Glasstabe nach Möglichkeit zerdrückt und die Käsemasse auf ein entfettetes und gewogenes Filter gebracht. Sowohl in dem Kölbchen als auch in dem Porzellanschälchen und an dem Glasstabe blieben kleine Mengen Käse hängen. Man behandelte sie wiederholt mit Aether, goß den Aether auf das Filter, trocknete Kölbchen, Schale und Glasstab, wog sie, reinigte sie alsdann sorgfältig und bestimmte ihr Gewicht. Die so gefundene Käsetrockensubstanz wurde der Hauptmenge auf dem Filter zum Schluß hinzugezählt. Die auf das Filter gebrachte Käsemasse wurde wiederholt mit warmem Aether extrahirt, dann sammt dem Filter in einem Wägegläschen im Wassertrockenkasten getrocknet und gewogen. Die ätherischen Auszüge wurden vereinigt, der Aether abgedunstet, der Rückstand ½ Stunde im Wassertrockenschranke getrocknet, mit entwässertem Aether aufgenommen, wobei ein nicht unbeträchtlicher Theil des Rückstandes ungelöst blieb, der Aether in einem gewogenen Kölbchen verdunstet, der Rückstand eine Stunde im Wassertrockenschranke getrocknet und gewogen.

Die nach dem Müller'schen Verfahren durch Aether aus dem nur oberflächlich zerkleinerten Käse ausgezogenen Fettmengen blieben erheblich hinter den Fettgehalten zurück, die in denselben Käsen nach dem Salzsäureverfahren gefunden wurden. Es mußten daher nicht unbeträchtliche Fettmengen in der Käsetrockensubstanz zurückgeblieben sein. Das Salzsäureverfahren bot ein bequemes und erprobtes Mittel, das durch den Aether nicht ausgezogene Fett der Käsesubstanz zu bestimmen. Man brachte die getrocknete und gewogene, mit Aether entfettete Käsemasse in ein Kölbchen, löste sie in Salzsäure und schüttelte das Fett mit Aether aus. Schon der Augenschein lehrte, daß in der „entfetteten" Käsemasse noch erhebliche Mengen Fett enthalten waren.

Die mit altem, sehr trockenem Edamerkäse, gewöhnlichem Edamerkäse des Handels, Lederkäse mit Zusatz von wenig fremdem Fett und magerem Lederkäse ausgeführten Versuche führten zu folgenden Ergebnissen:

Bezeichnung der Käse	Fett, nach dem Müller'schen Verfahren durch Aether ausgewaschen Prozent	Fett, nach dem Salzsäureverfahren in der „entfetteten" Käsetrockensubstanz bestimmt Prozent	Gesammtfett, gefunden Prozent	Fettgehalt der Käse, nach dem Salzsäureverfahren bestimmt Prozent
Alter, sehr trockener Edamerkäse	29,42	3,83	33,25	33,90
Edamerkäse, gewöhnliche Handelswaare	22,48	3,26	25,74	26,26
Magerer Lederkäse mit Zusatz von wenig fremdem Fett .	5,53	1,58	7,11	7,37
Magerer Lederkäse	2,28	1,24	3,52	3,28

Das **Müller**'sche Verfahren hat hiernach zu ungünstigen Ergebnissen geführt. Es ist äußerst mühsam und zeitraubend und führt doch zu recht unbefriedigenden Ergebnissen. Das langwierige Trocknungsverfahren im luftverdünnten Raum würde schon allein das Verahren für die praktische Nahrungsmittelkontrole ungeeignet machen, selbst wenn die Endergebnisse durchaus befriedigend wären. Die Fehlerquellen sind zahlreich und bedeutend. Wollte man den Käse bei niedriger Temperatur im luftverdünnten Raume vollständig entwässern, so würde dies sicher viele Wochen dauern; wahrscheinlicher ist es, daß die vollständige Trocknung auf diesem Wege überhaupt nicht gelingt. Die Trockensubstanz hängt zu einem kleinen Theile an den Wänden des Kölbchens und der Schale sowie an dem Glasstabe, wodurch mehrere Wägungen erforderlich werden. Die Hauptmenge der Trockensubstanz wird auf dem Filter gewogen; die Uebelstände, die mit dem genauen Wägen größerer Mengen getrockneter organischer Stoffe auf dem Filter verknüpft sind, sind zu bekannt, um sie hier näher zu erörtern [1]).

Am meisten ins Gewicht fällt der Umstand, daß es außerordentlich schwer ist, die Käsemasse ohne Verreiben mit einem Zertheilungsmittel durch Aether vollständig zu entfetten. Durch bloßes Auswaschen mit Aether im Kölbchen und auf dem Filter ist dies überhaupt nicht möglich. Selbst durch Ausziehen des Fettes im Extraktionsapparate [2]), das unvergleichlich wirksamer ist, als bloßes Auswaschen, erfolgt die Entfettung der getrockneten Käsemasse nur sehr langsam und allmählich. In besonderen Fällen, z. B. zum Zwecke der Herstellung größerer Mengen fettfreier Käsemasse für manche Untersuchungen (Bestimmung des Reifegrades des Käses durch Prüfung der einzelnen im Käse enthaltenen Stickstoffverbindungen), ist man genöthigt, die Käsemasse ohne Zerreiben mit Sand oder dergleichen zu entfetten. Hierbei hat man die Erfahrung gemacht, daß zwar die größte Menge des Fettes bald ausgezogen wird, daß aber der Rest des Fettes trotz wiederholten Zerreibens der Käsemasse hartnäckig zurückgehalten wird; dem entsprechend gelingt es besonders schwer, Magerkäse vollständig zu entfetten. F. Bennecke und E. Schulze [3]), sowie Stefan Bondzynski [4]) stellten fest, daß im Magerkäse selbst nach wochenlangem Extrahiren noch die Hälfte des ursprünglich vorhandenen Fettes zurückgeblieben war.

Dieselbe Erscheinung ergiebt sich auch aus den vorher mitgetheilten Versuchen. Dem Magerkäse konnten nach dem Müller'schen Verfahren noch nicht $^2/_3$ des vorhandenen Fettes entzogen werden. Für die Untersuchung der Magerkäse ist das Verfahren somit ganz ungeeignet. Bei Fettkäsen sind die relativen Fehler zwar geringer (man gewann aus ihnen im Durchschnitt etwa 90 Prozent des vorhandenen Fettes durch Auswaschen mit Aether), ihre absolute Größe ist aber viel zu hoch, um das Verfahren als irgendwie brauchbar erscheinen zu lassen. Dabei ist nicht außer Acht zu lassen, daß die vorstehenden Versuche mit viel größerer Sorgfalt und einem höheren Zeitaufwande ausgeführt wurden, als in der Untersuchungspraxis überhaupt möglich ist. In einem anderen Versuche, der genau nach der für das Müller'sche Verfahren gegebenen Vorschrift ausgeführt wurde, wurden dem Magerkäse nur 1,87 Prozent Fett entzogen, während er in Wirklichkeit 3,28 Prozent Fett enthielt.

Schon früher haben Chemiker, die sich des Verfahrens von Alexander Müller zur gleichzeitigen Bestimmung von Wasser und Fett im Käse bedienten, erkannt, daß das Verfahren wenig befriedigende Ergebnisse liefert; R. Krüger [5]) und M. Kühn [6]) änderten es

[1]) Vergl A. Stutzer, Zeitschr. analyt. Chemie 1896. **35**. 493.

[2]) In den „Vereinbarungen" hat das Müller'sche Verfahren mit dieser Abänderung Aufnahme gefunden. (Heft 1. S. 78.)

[3]) Landwirthschaftl. Jahrb. 1887. **16**. 317.

[4]) Landwirthschaftl. Jahrbuch der Schweiz 1894. 8. 189.

[5]) Molkerei-Ztg. 1892. Nr. 20 bis 22.

[6]) Chem.-Ztg. 1895. **19**. 554, 601 und 648.

daher in mehreren Punkten ab. Kühn zerreibt die Käse in einer Porzellanschale mit einer Mischung von 3 Theilen Alkohol und 1 Theil Aether, läßt die Mischung 5 bis 10 Minuten in Berührung, gießt das Alkohol-Aethergemisch durch ein gewogenes Filter und behandelt die Käsemasse noch zwei bis dreimal in gleicher Weise. Dann wird die pulverig gewordene Käsemasse möglichst vollständig auf das Filter gebracht, das Filter nebst Inhalt im Extraktionsapparate mit Aether extrahirt und der Rückstand gewogen. Von den alkoholisch-ätherischen Filtraten und dem ätherischen Auszuge werden Alkohol und Aether abdestillirt, der Rückstand mit reinem Aether aufgenommen, die Lösung filtrirt, der Aether abgedunstet, der Rückstand getrocknet und gewogen. Das veränderte Verfahren vermeidet zwar die langwierige Trocknung des Käses im luftverdünnten Raume, bringt aber durch die Verwendung von Alkohol eine neue Fehlerquelle in die Untersuchung. Das Alkohol-Aethergemisch entzieht dem Käse zwar den größten Theil des Wassers und eine gewisse Menge Fett, daneben aber auch noch andere Stoffe, die in wasserfreiem Aether nicht löslich sind. Durch Abdestilliren des Alkohol-Aethergemisches, Trocknen des Rückstandes und Aufnehmen desselben mit entwässertem Aether läßt sich der Fehler allerdings wenigstens theilweise ausgleichen. Dadurch, daß Kühn die Käsemasse zuletzt im Extraktionsapparate mit Aether extrahirt, wird die Fettausbeute wohl etwas größer werden als nach dem ursprünglichen Verfahren, die Ausführung aber auch langwieriger.

Wie man sieht, bietet das Verfahren von Alexander Müller zur gleichzeitigen Bestimmung von Wasser und Fett im Käse keine Vortheile, es hat aber erhebliche Mißstände im Gefolge. Vermieden wird dabei nur die Erhitzung von Fett und Käsestoff im Gemisch, was beim Verreiben mit Sand ohne besonderen Nachtheil geschehen kann; das ausgezogene Fett und die entfettete Trockensubstanz werden auch hier, jedes für sich, erhitzt, und zwar nach der Vorschrift sogar sehr hoch, auf 100 bis 105° bezw. 100 bis 110° C. Will man aus irgend einem Grunde das ebenso genaue, wie einfache Salzsäureverfahren zur Fettbestimmung nicht anwenden, so kann man die Wasser- und Fettbestimmung im Käse sehr wohl verbinden, indem man den Käse mit Sand mischt, die Mischung trocknet, wägt und mit entwässertem Aether im Extraktionsapparate auszieht. Thatsächlich verfahren viele Chemiker in dieser Weise.

4. Bestimmung des Fettes im Käse durch Auflösen der Eiweißstoffe mit verdünnter Kalilauge und Ausschütteln des Fettes mit Aether.

Von O. Henzold[1]) wurde ein Verfahren zur Abscheidung des Fettes aus Fettkäsen zum Zwecke der chemischen Untersuchung beschrieben, das darauf beruht, die Eiweißstoffe durch verdünnte Kalilauge aufzulösen. Schüttelt man zerkleinerten Käse nach Henzold's Vorschrift mit einer Kalilauge, die 50 g Kaliumhydrat im Liter enthält, bei etwa 22° C. (3 Gewichtstheile Käse mit 7 Gewichtstheilen Kalilauge), so geht der Käsestoff in Lösung und das Fett buttert aus. Da nach Henzold's Angabe das Fett hierbei eine Aenderung nicht erfahren soll, wurde versucht, auf dieses Verhalten ein Verfahren zur quantitativen Bestimmung des Fettes im Käse zu gründen. Da diese Untersuchungen geeignet waren, das Henzold'sche Verfahren der Fettabscheidung aus dem Käse näher zu beleuchten, wurde eine größere Reihe von Versuchen mit verschiedenen Käsesorten ausgeführt.

Die Bestimmung des Fettes gestaltete sich wie folgt: 3 bis 5 g Fettkäse oder bis zu 10 g Magerkäse (beide zerrieben) wurden in Standflaschen mit eingeriebenen Stopfen von 200

[1]) Milch-Ztg. 1895. **24**. 729.

bis 250 ccm Inhalt gebracht, mit 10 bis 25 ccm fünfprozentiger Kalilauge übergossen, die Flasche geschlossen und der Inhalt bei gewöhnlicher Temperatur kräftig durchgeschüttelt. Die größte Menge der Käsetheilchen löst sich bald auf, während das Fett ausbuttert; hierbei wird das Fett nicht als solches unvermischt abgeschieden, sondern in Verbindung mit einer gewissen Menge Käsestoff, d. h. bei echten Fettkäsen als wirkliche Butter, bei Margarinekäse als Margarine. Bei Hartkäse dauert es längere Zeit, bis der ganze Käse aufgelöst ist; namentlich leisten solche Käsetheilchen, die aus der harten Rinde des Käses stammen, hartnäckig Widerstand, während bei Weichkäsen die Auflösung sich rascher vollzieht. Das Schütteln muß so lange fortgesetzt werden, bis der Käse vollständig gelöst ist. Die noch unveränderten Käsetheilchen lassen sich leicht von den ausgebutterten Fetttheilchen durch den Augenschein unterscheiden; man kann daher mit Sicherheit erkennen, wann die Auflösung des Käses vollendet ist. Unter dem Einflusse des Schüttelns ballen sich die ausgeschiedenen Fetttheilchen allmählich zu größeren Butterklümpchen zusammen.

Das Ausschütteln des durch die Kalilauge freigemachten Fettes mit Aether geschieht in derselben Weise wie bei dem Salzsäureverfahren. Auch hier ist ein Wasserzusatz zweckmäßig, um die Kalilauge zu verdünnen und den Uebergang von etwa entstandener Seife in den Aether zu erschweren. Man wägt die Flasche mit Inhalt, wägt 100 bis 150 ccm mit Wasser gesättigten Aether ein, schüttelt die Flasche etwa 2 bis 3 Minuten, läßt sie dann stehen, bis die ätherische Schicht sich geklärt hat, gießt einen Theil des Aethers in ein Kölbchen, wägt die Flasche zurück, verdunstet den Aether in dem Kölbchen, trocknet das zurückbleibende Fett eine Stunde im Wassertrockenschranke und wägt es; das Fett sieht stets tadellos aus. Die Berechnung des Fettgehaltes des Käses geschieht in gleicher Weise wie bei dem Salzsäureverfahren.

Die Versuche führten zu folgenden Ergebnissen:

Lfde. Nr.	Menge der zugesetzten fünfprozentigen Kalilauge ccm	Fettgehalt des Käses f_1 %	Fettgehalt des Käses, gefunden nach dem Salzsäureverfahren f_2 %	Unterschied im Fettgehalte f_2-f_1 %
		1. Alter trockener Edamerkäse.		
1	15	29,00	33,90	4,90
2	15	29,10		4,80
3	15	29,23		4,67
4	15	29,46		4,44
5	15	29,73		4,17
		2. Edamerkäse, normale Handelswaare.		
6	15	20,65	26,26	5,61
7	15	20,94		5,32
8	15	21,45		4,81
9	15	17,81		8,45
		3. Romadurkäse.		
10	20	17,73	24,45	6,72
11	20	18,24		6,21
12	20	18,57		5,88
13	20	12,75		11,70

Lfde. Nr.	Menge der zugesetzten fünfprozentigen Kalilauge ccm	Fettgehalt des Käses f_1 %	Fettgehalt des Käses, gefunden nach dem Salzsäureverfahren f_2 %	Unterschied im Fettgehalte $f_2 - f_1$ %
		4. Camembertkäse, sehr weich.		
14	20	15,67		5,83
15	20	15,93	21,50	5,57
16	20	16,55		4,95
		5. Holsteiner Lederkäse mit Zusatz von wenig fremdem Fett.		
17	25	4,84		2,53
18	25	5,06	7,37	2,31
19	25	5,57		1,80
		6. Magerer Holsteiner Lederkäse.		
20	25	1,03		2,25
21	25	1,26	3,28	2,02
22	25	0,52		2,68

Beim Auflösen der Eiweißstoffe mit Kalilauge wurde durchweg erheblich weniger Fett gefunden als bei dem Salzsäureverfahren. Offenbar hat unter dem Einflusse der Kalilauge eine theilweise Verseifung des Fettes stattgefunden. Diese wird um so weiter fortschreiten, je länger die Kalilauge mit dem Fette in Berührung bleibt und je inniger die Berührung ist; sie wird am stärksten sein, wenn der Käse lange mit der Kalilauge geschüttelt wurde, wenn die Mischung nach dem Schütteln noch längere Zeit stand und die Butterklümpchen klein sind. Diese Verhältnisse wechseln von Versuch zu Versuch. Bis zur vollständigen Lösung des Käses muß man ihn bald längere, bald kürzere Zeit mit der Kalilauge schütteln; die Butterklümpchen sind bald größer bald kleiner. Auch die Zeit, die vergeht, bis nach dem Schütteln die Aetherschicht klar wird, ist verschieden. Aus dem unter solchen Umständen wechselnden Grade der Verseifung erklären sich die gefundenen schwankenden Zahlen für den Fettgehalt.

Daß hierbei eine fortschreitende Verseifung des Fettes vor sich geht, ergiebt sich aus folgendem Versuche: In 5 Fläschen wurden nahezu gleiche Mengen (etwa 3,1 g) des trockenen alten Edamerkäses mit je 20 ccm fünfprozentiger Kalilauge bis zur völligen Auflösung der Eiweißstoffe geschüttelt. Die erste Flasche wurde sofort mit Wasser und Aether beschickt und das Fett bestimmt; die zweite Flasche ließ man 1 Tag, die dritte Flasche 2 Tage, die vierte 3 Tage und die fünfte etwa 6 Tage stehen, so daß Fett und Kalilauge während dieser Zeit in Berührung blieben, und bestimmte nach Ablauf dieser Zeit das Fett. Man fand:

sofort	nach 1 Tag	nach 2 Tagen	nach 3 Tagen	nach 6 Tagen
28,42	22,17	18,64	14,50	11,73 Prozent Fett.

Hiermit ist eine ziemlich rasch fortschreitende Verseifung des Fettes bewiesen; der Augenschein lehrte schon, daß eine bedeutende Menge Fett beim Stehen verschwand. Wahrscheinlich sind auch bei den vorher mitgetheilten Versuchen Nr. 9, 13 und 22, die eine besonders geringe Ausbeute an Fett ergaben, die alkalischen Käselösungen zufällig einen Tag stehen geblieben, bevor das Fett mit Aether ausgeschüttelt wurde. Nach diesen Ergebnissen ist das Verfahren der Fettbestimmung im Käse durch Auflösen der Eiweißstoffe mit verdünnter Kalilauge und Ausschütteln des Fettes mit Aether als unbrauchbar zu bezeichnen. Bei Besprechung des Henzold'schen Verfahrens der Fettabscheidung aus dem Käse wird hierauf zurückgekommen werden.

B. Untersuchung des in dem Käse enthaltenen Fettes.

Der Margarinekäse unterscheidet sich von den echten Fettkäsen durch die Art des darin enthaltenen Fettes; während im echten Fettkäse nur Milchfett vorhanden ist, enthalten die Margarinekäse neben kleinen Mengen der Magermilch entstammenden Milchfettes der Hauptmenge nach fremde, künstlich beigemischte Fette vorwiegend thierischen Ursprunges. Zur Unterscheidung der echten Milchfettkäse von den Margarinekäsen muß das Käsefett abgeschieden und untersucht werden.

a) Abscheidung des Fettes aus dem Käse.

Zur Zeit, als die hier zu beschreibenden Versuche ausgeführt wurden, waren nur zwei Verfahren zur Abscheidung des Fettes aus dem Käse zum Zwecke der chemischen Untersuchung üblich: die Extraktion des Fettes mit Aether und das Verfahren von O. Henzold[1]).

1. Extraktion des Fettes aus dem Käse mit Aether. Der zerkleinerte Käse wird entweder ohne Trocknen und Vermischen mit Sand oder dergl. mit Aether im Extraktionsapparate ausgezogen, oder mit Sand zerrieben und ohne Trocknen oder nach dem Trocknen bei 80—100° C. mit Aether extrahirt.

2. Abscheidung des Fettes aus dem Käse durch Auflösen der Eiweißstoffe mit verdünnter Kalilauge nach dem Verfahren von O. Henzold[1]). Die Grundzüge des Verfahrens sind bereits vorher (S. 43) mitgetheilt worden. Nach der von Henzold gegebenen Vorschrift werden 300 g Käse (Henzold berücksichtigt in seiner Abhandlung nur Hartkäse) in Würfel von Erbsengröße geschnitten, diese in einem Mörser weiter zerkleinert und in einer großen, weithalsigen Flasche mit 700 ccm Kalilauge, die im Liter 50 g Kaliumhydrat enthält und vorher auf 22° C. erwärmt ist, kräftig durchgeschüttelt. Nach 5—10 Minuten ist der Käsestoff gelöst, während das Käsefett in Form kleiner Klümpchen an der Oberfläche schwimmt. Wie schon an anderer Stelle erwähnt, scheidet sich das Fett hierbei nicht unvermischt ab, sondern in Verbindung mit Käsestoff als wirkliche Butter, bezw. bei Margarinekäse als Margarine. Bei weiterem Schütteln ballen sich die kleinen ausgebutterten Theilchen rasch zu größeren Butter- bezw. Margarineklümpchen zusammen. Man füllt die Flasche mit möglichst kaltem Wasser, bis die Fettklümpchen in den Hals der Flasche kommen, und nimmt das Fett dann mit einem Löffel heraus. Die Fettklümpchen werden mit kaltem Wasser ausgewaschen, um die Kalilauge zu entfernen, hierauf ausgeknetet, um die größte Menge des Wassers zu beseitigen; die auf diese Weise erhaltene Butter bezw. Margarine wird in üblicher Weise ausgeschmolzen und das Fett filtrirt.

Bei den zahlreichen (etwa 30) Versuchen nach dem Henzold'schen Verfahren machten sich manche Uebelstände bemerkbar. Bei Hartkäsen vollzieht sich die Auflösung der Eiweißstoffe nicht so rasch, wie Henzold angiebt; die trockeneren, der Rindenschicht der Hartkäse entstammenden Käsetheilchen lösen sich erst nach längerem Schütteln langsam und allmählich auf. Es ist indessen ohne Bedeutung, wenn einzelne harte Käsetheilchen ungelöst bleiben und mit dem Fette abgehoben werden; beim Auskneten der Fettklümpchen machen sich die Käsetheilchen bemerkbar und können leicht herausgelesen werden. Im Uebrigen schied sich das Fett bei nicht zu reifen Käsen stets ab, mitunter aber gelang es nicht, die kleinen Fetttheilchen zum Zusammenballen zu bringen, wodurch das Auskneten und Ausschmelzen erschwert wurde. Das Ausschmelzen ging

---

[1]) Milch-Ztg. 1895. **24**. 729.

in keinem Falle glatt von Statten. Wohl in Folge des hohen Kaseïn- und Wassergehaltes der ausgebutterten Fettmasse scheidet sich aus derselben beim Erhitzen auf dem Wasserbade zunächst keine Spur klares Fett ab; es bildet sich vielmehr eine schaumige Masse von Wasser, Kaseïn und Fett. Erwärmen auf 40—50° C., das beim Abschmelzen der Butter so rasch und mühelos zum Ziele führt, ist bei der aus Fettkäsen abgeschiedenen Butter nicht anwendbar. Man muß durch langes Erhitzen auf dem kochenden Wasserbade und häufiges Rühren den größten Theil des Wassers verdampfen, um wenigstens einen Theil des Fettes in abgeschmolzenem Zustande zu gewinnen. Die Ausbeute an klarem Fett, wie es zur weiteren Untersuchung erforderlich ist, ist in allen Fällen sehr gering, da die größte Menge in dem Kaseïnleim zurückbleibt. Auch Henzold muß dies bereits beobachtet haben, da es sonst nicht verständlich ist, daß er bei den fettreichen Hartkäsen, die durchweg 25 Prozent und mehr Fett enthalten, die Anwendung von 300 g Käse vorschreibt; in vielen Fällen wurde nicht einmal die Hälfte, mitunter sogar nur ein Drittel des in den 300 g Käse enthaltenen Fettes gewonnen.

Schwerwiegender als die genannten kleinen mißlichen Nebenumstände sind die chemischen Veränderungen, die das Fett des Käses unter dem Einflusse der Kalilauge erleidet. Zunächst werden die gesammten freien Säuren, die in dem Käsefette enthalten sind, neutralisirt und in Seifen übergeführt, die nicht in das abschmelzende Fett übergehen; das nach dem Henzold-schen Verfahren gewonnene Fett ist, wie später gezeigt werden wird, in der That vollständig säurefrei. Da die freien Fettsäuren wesentliche Bestandtheile des Käsefettes sind, giebt das nach Henzold abgeschiedene Fett kein richtiges Bild von der wahren Zusammensetzung des Käsefettes; von den eigenartigen Verhältnissen, die bezüglich der freien Fettsäuren bei reifen und überreifen Käsen vorliegen, wird später die Rede sein.

Henzold gab an, daß beim Schütteln des Käses mit fünfprozentiger Kalilauge das Fett nicht verändert werde. Er glaubte dies dadurch beweisen zu können, daß er denselben Rahm einmal ohne jeden Zusatz verbutterte und aus einem anderen Theile des Rahmes mit Kalilauge das Fett abschied; in beiden Fetten bestimmte er die flüchtigen Fettsäuren (Reichert-Meißl'sche Zahl) mit folgendem Ergebnisse:

	Probe 1	Probe 2	Probe 3	Probe 4
Rahm ohne Zusatz verbuttert: Reichert-Meißl'sche Zahl des Fettes	30,97	32,34	30,90	30,07
Rahm mit Kalilauge ausgebuttert: Reichert-Meißl'sche Zahl des Fettes	31,03	32,32	31,24	29,66

Die Reichert-Meißl'schen Zahlen der nach beiden Verfahren gewonnenen Fette sind vollständig oder nahezu gleich. Henzold folgerte hieraus, daß das Fett der Käse durch die fünfprozentige Kalilauge nicht verändert werde. Dieser Schluß ist indessen irrig. Die Henzold'schen Versuche beweisen nur, daß das Verhältniß der flüchtigen Fettsäuren zu den übrigen Bestandtheilen des Fettes durch die Kalilauge nicht verändert worden ist; trotz der Gleichheit der Reichert-Meißl'schen Zahlen können alle Bestandtheile des Fettes ungefähr im gleichen Maße durch die Kalilauge verändert, z. B. theilweise verseift worden sein. Daß dies thatsächlich der Fall ist, ergiebt sich aus den vorher (S. 44) mitgetheilten Versuchen, das Fett des Käses nach dem Auflösen der Eiweißstoffe durch fünfprozentige Kalilauge quantitativ durch Ausschütteln mit Aether zu bestimmen; die Versuche führten zu dem Ergebnisse, daß hierbei ein erheblicher Theil des Fettes verseift wird. Bei der Abscheidung des Fettes in größerem

Maßstabe liegen die Verhältnisse zwar etwas günstiger als bei den Versuchen zur quantitativen Bestimmung des Fettes. Denn bei ersterer kommen auf 1 Theil Käse $2^1/_3$ Theile Kalilauge, bei der Fettbestimmung auf 1 Theil Käse etwa 5 Theile Kalilauge (auf 3—4 g Käse 15—20 ccm Kalilauge); ferner muß bei der Fettbestimmung der Käse viel länger mit der Kalilauge geschüttelt werden, da hier der ganze Käse völlig aufgelöst werden muß, während bei der Abscheidung des Fettes einzelne harte Rindentheile des Käses ohne Schaden ungelöst bleiben können. Immerhin ist es aber zweifellos, daß auch bei dem Henzold'schen Verfahren ein, wenn auch kleiner Theil des Fettes verseift wird.

Hierzu kommt noch Folgendes. Nach Henzold's Vorschrift sollen die durch die Kalilauge abgeschiedenen Fettklümpchen mit kaltem Wasser ausgewaschen werden, bis die Kalilauge entfernt ist. Wenn das Waschwasser neutral reagirt, ist jedoch die Kalilauge keineswegs völlig entfernt; vielmehr halten die Fettklümpchen in ihrem Innern noch beträchtliche Mengen Kalilauge zurück, während nur die im Wasser gelöste und den Fettklümpchen äußerlich anhaftende Kalilauge entfernt worden ist. Zerdrückt man ein solches Fettklümpchen auf einem Streifen rothen Lackmuspapieres, so erhält man eine starke alkalische Reaktion; schmilzt man die Fettklümpchen, so zeigt auch die geschmolzene Masse eine alkalische Reaktion. Erhitzt man dann die Masse auf dem Wasserbade, um das Wasser zu verjagen und das Fett zum Abschmelzen zu bringen, so findet eine theilweise Verseifung desselben statt, wodurch das Fett des Käses wiederum eine Aenderung erleidet.

Um diese Verseifung des Käsefettes durch das nicht ausgewaschene Kali zu verhindern, wurde in einer Anzahl von Versuchen dem ausgebutterten Fette vor und bei dem Ausschmelzen so viel verdünnte Salzsäure zugesetzt, daß die Mischung sauer reagirte. Durch diesen Zusatz wurde nicht nur das Alkali unschädlich gemacht, sondern auch das Abschmelzen des Fettes beschleunigt und befördert und die Ausbeute an klarem Fett wesentlich erhöht. Die verdünnte Salzsäure, die das Fett nicht verändert, wird nur spurenweise von dem Fette aufgenommen; durch einmaliges Waschen des geschmolzenen Fettes mit warmem destillirtem Wasser wird sie vollständig entfernt. Auch E. v. Raumer[1]), H. Bremer[2]) und A. Devarda[3]), die sich des Henzold'schen Verfahrens zur Abscheidung des Fettes aus dem Käse bedienten, verkennen nicht die damit verknüpften Uebelstände.

Neben diesen zur Zeit der Ausführung dieser Versuche gebräuchlichen Verfahren der Abscheidung des Fettes aus dem Käse wurde diese noch nach zwei anderen Verfahren bewerkstelligt.

3. Ausschmelzen des Fettes durch Erwärmen der Fettkäse. Erwärmt man fettreichen Käse, z. B. einen Vollfettkäse, d. h. einen solchen, der aus Milch mit ihrem vollen Fettgehalte hergestellt ist, auf 80—100° C., so schmilzt die ganze Käsemasse und das geschmolzene Fett trennt sich theilweise von den übrigen Käsebestandtheilen; dies tritt sowohl bei Hartkäsen, die auf einem Reibeisen zerkleinert worden sind, als auch bei Weichkäsen, die man im Mörser zu einem Brei zerrieben hat, ein, bei letzteren allerdings erheblich schwieriger und nach längerer Dauer des Erhitzens. Man verwendet hierbei etwa 200—300 g Käse. Nimmt man weniger Käse in Arbeit, so scheidet sich das Fett nicht von der Käsemasse, sondern durchtränkt diese vollständig; nach diesem Verfahren gewinnt man stets nur einen verhältnißmäßig

---

[1]) Zeitschr. angew. Chemie 1897. 77.

[2]) Forschungsber. 1897. **4**. 51.

[3]) Zeitschr. analyt. Chemie 1897. **36**. 751.

kleinen Bruchtheil des Käsefettes. Nachdem das Fett in genügender Menge abgeschmolzen ist, gießt man es durch ein getrocknetes Filter in ein Kölbchen ab. Desselben Verfahrens bedienten sich auch H. Bremer[1]) und die Chemiker des Hygienischen Institutes zu Hamburg[2]).

4. Abscheidung des Käsefettes durch Erhitzen des Käses mit Salzsäure. Dieses Verfahren ist dem vorher (S. 28) beschriebenen Verfahren zur Bestimmung des Fettes im Käse nachgebildet. Der gut zerkleinerte Käse wird in einem Becherglase mit der gleichen bis anderthalbfachen Menge Salzsäure von der Dichte 1,125 versetzt, die Mischung durchgerührt und im kochenden Wasserbade erhitzt; um die Auflösung des Käses zu beschleunigen, kann man auch Käse und Salzsäure in einer Reibschale mit einander zerreiben und die Mischung kurze Zeit auf dem Drahtnetze bis nahe zum Sieden erhitzen. Das abgeschmolzene Fett sammelt sich alsbald an der Oberfläche als klare ölige Schicht, während die untere wässerige Schicht eine dunkelbraune oder violette Farbe annimmt. Es ist nicht nothwendig, die Erhitzung bis zur vollständigen Auflösung des Käses fortzusetzen, da schon vorher das Fett in genügender Menge abgeschieden wird. Man stellt das Becherglas in eiskaltes Wasser, bis das Fett erstarrt ist, hebt die Fettscheibe heraus, spült sie mit Wasser ab und bringt sie in ein Becherglas oder eine Porzellanschale. Das Fett enthält stets kleine Mengen Salzsäure; um diese zu entfernen, giebt man Wasser hinzu, erwärmt dieses bis zum Schmelzen des Fettes und rührt Wasser und Fett mit einem Glasstabe durch einander. Dann läßt man das Fett wieder erstarren, hebt die Fettscheibe ab, spült sie mit Wasser und rührt das Fett nach dem Schmelzen nochmals mit warmem Wasser; die Salzsäure ist dann vollständig ausgewaschen. Nach dem Erstarren trocknet man die Fettscheibe mit Filtrirpapier ab, schmilzt sie und filtrirt das geschmolzene Fett durch ein getrocknetes Filter. Nach diesem Verfahren kann man fast das gesammte im Käse enthaltene Fett gewinnen.

Eines ähnlichen Verfahrens bediente sich R. Hefelmann[3]) zur Abscheidung des Fettes aus dem Käse, wobei es ihm nur auf die Gewinnung kleiner Mengen des Fettes behufs Ausführung der refraktometrischen Prüfung ankam. Nach Hefelmann zerreibt man Hartkäse auf dem Reibeisen oder schneidet ihn in kleine Würfel; Weichkäse wird mit etwas Sand zerrieben. 20—50 g des zerkleinerten Käses werden in Probirröhrchen von 20 cm Länge und 2,5 cm lichter Weite mit 20—25 ccm Salzsäure von der Dichte 1,19 in der Weise im siedenden Wasserbade erhitzt, daß das siedende Wasser das Röhrchen fast ganz umspült. Das Kaseïn löst sich zu einer braunen oder violettrothen Flüssigkeit auf, während sich das Fett über der sauren Lösung abscheidet. Wenn sich nach öfterem Umschütteln (längstens in einer halben Stunde) das Fett klar abgesetzt hat, werden mit einer Glasröhre einige Tropfen des geschmolzenen Fettes abgehoben und auf das Prisma des Refraktometers gebracht. Setzt sich bei ganz mageren Käsen das Fett nicht klar ab, so schüttelt man es nach dem Abkühlen der Säuremischung auf 30° C. mit 15 ccm Petroleumäther (unter 70° C. siedend) aus, verdampft den Petroleumäther und prüft das zurückbleibende Fett mit Hülfe des Refraktometers. Da letzteres nur bei ganz mageren Käsen vorkommt und bei diesen ein Zusatz von fremdem Fett nicht in Frage kommt, wird das Ausschütteln des Käsefettes mit Petroleumäther nur sehr selten nothwendig sein.

---

[1]) Forschungsber. 1897. **4**. 51.

[2]) Bericht des Hygienischen Institutes über die Nahrungsmittel-Kontrole in Hamburg bis zum Jahre 1896 einschließlich. Erstattet von Dunbar und K. Farnsteiner. Hamburg 1897, S. 60.

[3]) Zeitschr. öffentl. Chemie 1897. **3**. 118.

Nach Abschluß der hier zu beschreibenden Versuche wurden von E. von Raumer[1]) H. Bremer[2]), A. Forster und R. Riechelmann[3]), sowie A. Devarda[4]) noch andere Verfahren zur Abscheidung des Fettes aus dem Käse veröffentlicht.

5. Abscheidung des Käsefettes nach E. von Raumer. E. von Raumer erhebt Bedenken gegen das Henzold'sche Verfahren, sowohl bezüglich seiner theoretischen Grundlage als auch seiner Ausführbarkeit; auch das Ausziehen des Fettes mit Aether bezeichnet er wegen der sonstigen durch Aether ausziehbaren Stoffe als nicht einwandsfrei. Er stellte fest, daß bei der Reifung der Käse, insbesondere der Weichkäse, erhebliche Mengen flüchtiger Fettsäuren entstehen können, die sich dem Fette beimischen und die Eigenschaften desselben (z. B. die Reichert-Meißl'sche Zahl und die Refraktometerzahl) bedeutend verändern können. E. von Raumer empfiehlt daher das nachstehende Verfahren zur Abscheidung des Fettes aus dem Käse, bei dem die etwa vorhandenen freien flüchtigen Fettsäuren durch Waschen mit großen Mengen Wasser möglichst entfernt werden:

40 g in kleine Scheiben zerschnittener Weichkäse bezw. zerriebener Hartkäse werden mit Wasser in einer Reibschale zu einem gleichmäßigen Brei zerrieben; der Brei wird in ein Becherglas gespült, mit $^1/_2$ bis $^3/_4$ Liter Wasser verrührt und die Mischung unter öfterem Umrühren einige Stunden stehen gelassen. Alsdann giebt man tropfenweise unter Umrühren 25 ccm Kupfersulfatlösung, wie sie zur Zuckerbestimmung nach Fehling benutzt wird, hinzu, wodurch die Eiweißstoffe gefällt und das Fett mit niedergerissen wird. Nach dem Absetzen des Niederschlages wird die darüber stehende Flüssigkeit durch ein großes Faltenfilter abgegossen, der Niederschlag noch mehrmals mit Wasser dekantirt, alsdann auf das Filter gebracht und ausgewaschen, bis das Filtrat $1^1/_2$ bis 2 Liter beträgt. Niederschlag sammt Filter bringt man auf ein Uhrglas, trägt ihn in einen Cylinder ein, fügt 200 ccm Petroleumäther (Siedepunkt 30 bis 50° C.) hinzu, schüttelt wiederholt kräftig durch, entnimmt nach dem Klarwerden der Petroleumätherschicht 100 ccm von dieser, destillirt den Petroleumäther ab und trocknet das Fett. H. Bremer[2]), der einige Versuche nach dem Raumer'schen Verfahren ausführte, bemerkt, daß das dabei gewonnene Fett, wenn dieses viel freie Fettsäuren enthält, durch einen starken Kupfergehalt grün gefärbt ist. Auch A. Devarda[4]) hält das Verfahren auf Grund seiner Erfahrungen nicht für empfehlenswerth.

6. Abscheidung des Fettes nach H. Bremer[2]) durch Schütteln des Käses mit Wasser oder mit verdünnter Schwefelsäure angesäuertem Wasser. 100 g zerkleinerter Käse werden mit 200 ccm Wasser von 20 bis 30° C. im Mörser nach und nach angerieben, die Mischung in einer weithalsigen Flasche stark geschüttelt oder zentrifugirt. Die Butter bezw. Margarine scheidet sich oben ab, die Eiweißstoffe ballen sich am Boden der Flasche zusammen. Die Butter wird abgehoben, mit wenig Wasser ausgewaschen, ausgeknetet, bei niedriger Temperatur ausgeschmolzen und das Fett filtrirt.

7. Abscheidung des Käsefettes nach A. Forster und R. Riechelmann.[3]) Dieses Verfahren bezweckt nur die Abscheidung einer kleinen Menge Fett aus möglichst wenig Käse

---

[1]) Zeitschr. angew. Chemie 1897. 77.

[2]) Forschungsber. 1897. **4.** 51.

[3]) Zeitschr. öffentl. Chemie 1897. **3.** 159.

[4]) Zeitschr. analyt. Chemie 1897. **36.** 751.

behufs Ausführung einer Vorprüfung mit Hülfe des Refraktometers. Der Käse wird in Streifen von Streichholzstärke geschnitten; 3 bis 5 g derselben werden in den unteren weiten Theil eines beiderseits offenen Gerber'schen Butyrometers gebracht. Nach dem Verschließen der unteren Oeffnung des Butyrometers mit einem Kautschuckstopfen giebt man etwa 6,5 ccm kochend heißes destillirtes Wasser hinzu, schüttelt um, läßt etwa 6,5 ccm Schwefelsäure von der Dichte 1,820 bis 1,825 hinzufließen und schüttelt bis zum Auflösen des Käses, was meist in einer Minute erfolgt ist. Man füllt dann das Butyrometer mit heißem Wasser bis zum oberen Ende des engen, eingetheilten Theiles und überläßt es der Ruhe oder zentrifugirt. An der Oberfläche sammelt sich in kürzester Zeit eine zur refraktometrischen Prüfung hinreichende Menge Fett.

8. Abscheidung des Käsefettes nach A. Devarda[1]). 50 bis 60 g Käse werden von der Rinde befreit, in kleine Stücke zerschnitten oder mit wenig Wasser in einer Reibschale zerrieben und in einer Wolfbauer'schen Scheideflasche mit 50 bis 80 ccm Wasser, 100 bis 150 ccm Aether und zwei Tropfen alkoholischer Phenolphtaleïnlösung versetzt. Das Ganze wird kräftig durchgeschüttelt und solange mit verdünnter Kalilauge versetzt, bis die wässerige Lösung deutlich roth gefärbt bleibt; alsdann wird noch einige Male tüchtig durchgeschüttelt. Die Aetherfettschicht wird abgehoben, filtrirt, der Aether abdestillirt, das Fett bei 100° C. getrocknet und, wenn nöthig, nochmals filtrirt.

Zur Prüfung der im Vorstehenden mitgetheilten Verfahren, soweit sie bei Ausführung der vorliegenden Versuche bekannt waren, wurde das Fett einiger Käse auf verschiedene Weise abgeschieden und untersucht. Man verwendete dabei einen harten Edamerkäse, einen mittelweichen Romadurkäse und einen sehr weichen Camembertkäse; alle drei Käse waren schnittreif, eher noch etwas jung als überreif und in jeder Beziehung normale Handelswaare. Es wurden echte Milchfettkäse ausgewählt, weil deren Gehalt an Glyceriden flüchtiger Fettsäuren verhältnißmäßig groß ist und Aenderungen darin sich stärker bemerkbar machen. Man beschränkte sich darauf, die Reichert-Meißl'sche Zahl, die Koettstorfer'sche Zahl, die Refraktometerzahl und den Säuregrad zu bestimmen, da aus diesen Bestimmungen in genügender Weise geschlossen werden kann, ob das Fett durch das Abscheidungsverfahren eine Aenderung erlitten hat oder nicht.

Bezüglich der Untersuchungsverfahren ist Folgendes zu bemerken:

1. Bestimmung der Reichert-Meißl'schen Zahl. Auf Grund zahlreicher im Gesundheitsamte ausgeführter vergleichender Versuche gab man dem von Leffman und Beam[2]) zuerst beschriebenen Glycerin-Verseifungsverfahren vor dem Verseifen mit alkoholischem Alkali den Vorzug. Dieses Verfahren ist in der That sehr bequem, rasch ausführbar und führt zu so gleichmäßigen Ergebnissen, wie man sie beim Verseifen mit alkoholischem Kali nicht erreichen konnte. Auch von vielen anderen Fachgenossen, u. A. von A. Partheil[3]), E. Polenske[4]), W. Karsch[5]) und E. Wrampelmeyer[6]) ist dasselbe warm empfohlen worden. Die Ausführung der Glycerin-Verseifung erfordert indessen gewisse Vorsichtsmaßregeln, bei deren Außer-

---

[1]) Zeitschr. analyt. Chemie 1897. **36** 751.

[2]) Analyst 1891. **16**. 153.

[3]) Apoth.-Ztg. 1892. **7**. 435.

[4]) Arbeiten a. d. Kaiserl. Gesundheitsamte 1895. **11**. 523.

[5]) Chem.-Ztg. 1896. **20**. 607.

[6]) Landwirthschaftl. Versuchsstationen 1897. **49**. 215.

achtlassung der Versuch meist mißglückt. Im Gesundheitsamte wird das Verfahren in folgender Weise ausgeführt. In einem Stehkölbchen von 300 ccm Inhalt werden 5 g des klaren, geschmolzenen Fettes abgewogen; dazu giebt man auf einer Tarirwaage 20 g Glycerin und dann 2 ccm einer konzentrirten Natronlauge, die in 100 ccm 50 g Natriumhydrat enthält. Die Mischung wird unter fortwährendem sanftem Umschwenken über freier Flamme erhitzt, wobei nach Beginn des Siedens unter starkem Schäumen Ströme von Wasserdampf entweichen; die Mischung hat zu diesem Zeitpunkte ein trübes Aussehen. Die Erhitzung wird unter fortwährendem sanftem Schwenken einige Minuten fortgesetzt und zeitweise bei zu heftigem Schäumen unter Umschwenken auf einige Sekunden unterbrochen; unterläßt man das Umschwenken, so steigt die Flüssigkeit unter starkem Stoßen regelmäßig über. Nach 5 bis höchstens 7 Minuten ist das Wasser völlig verdampft; dieser Punkt giebt sich in geradezu überraschender Weise dadurch zu erkennen, daß die Flüssigkeit plötzlich vollkommen klar wird und das Schäumen aufhört oder sehr schwach wird. Die Verseifung ist jetzt vollendet; man schwenkt noch mehrmals um und erhitzt das Kölbchen, das man jetzt ohne Gefahr auf ein Drahtnetz über eine kleine Flamme stellen kann, noch etwa eine Minute. Die Glycerin-Seifenlösung ist vollkommen klar und hellgelb gefärbt. Man läßt sie auf etwa 80° C. abkühlen, wägt 90 g Wasser von 60 bis 70° C. hinzu oder fügt 90 ccm Wasser hinzu, die man nach dem Abmessen auf 60 bis 70° C. erwärmt hat, und schwenkt die Mischung um; man erhält fast stets sofort eine klare Seifenlösung. Nach Zusatz von 50 ccm einer verdünnten Schwefelsäure, die im Liter 25 ccm konzentrirte reine Schwefelsäure enthält, und einigen Bimssteinstückchen werden die flüchtigen Fettsäuren in üblicher Weise abdestillirt.

Die Hauptvorzüge des Glycerin-Verseifungsverfahrens sind seine rasche Ausführbarkeit und die ausgezeichnete Uebereinstimmung der Ergebnisse. In 10 Minuten ist meist das Fett verseift und die Seife in Wasser gelöst. Während bei der Verseifung mit alkoholischem Alkali bei vergleichenden Versuchen Unterschiede in der Reichert-Meißl'schen Zahl bis zu 0,8 und 1 ccm Zehntel-Normal-Alkali nicht selten sind, überschreiten sie bei der Glycerin-Verseifung nur ausnahmsweise 0,1 bis 0,2 ccm und sind häufig unter 0,1 ccm. Nach dem Verdampfen des Wassers steigt die Temperatur der Glycerin-Seifenlösung bis über 200° C.; trotzdem findet eine Zersetzung der Seife nicht statt, denn die Farbe der Lösung ist nicht dunkler als bei der alkoholischen Verseifung. Durch Glycerin-Verseifung findet man meist die Reichert-Meißl'sche Zahl um einige Zehntel Kubikzentimeter höher als durch die alkoholische Verseifung, weil hier die Bildung und das Entweichen von Buttersäure-Aether vermieden wird und die Temperatur der siedenden Flüssigkeit bei dem Abdestilliren der flüchtigen Fettsäuren etwas höher steigt (von 103 auf 107° C. statt nach der alkoholischen Verseifung von 103 auf 105° C.).

Besonders lästig und zeitraubend ist das bei der Bestimmung der Reichert-Meißl'schen Zahl vorgeschriebene Abwägen von genau 5,0000 g Fett; ferner kann das Abwägen der Kölbchen mit ihrer großen Oberfläche, auf der sich viel Wasserdampf niederschlagen kann, zu nicht unbeträchtlichen Wägefehlern Veranlassung geben. Diese Fehlerquelle läßt sich umgehen, wenn man als Gegengewicht für das abzuwägende Kölbchen ein ähnliches Kölbchen benutzt und nur den Gewichtsunterschied beider durch Auflegen von Gewichtsstücken ausgleicht. Wie leicht ersichtlich, erspart man auf diese Weise auch noch eine Wägung, da man durch drei Wägungen zwei Fettproben abwägen kann.

Es ist nun keineswegs nöthig, stets genau 5,0000 g Fett abzuwägen, sondern man kann ebenso gut annähernd 5 g Fett abwägen und dann die gefundene Reichert-Meißl'sche Zahl auf 5,0000 g Fett umrechnen. In dieser Hinsicht wurden zahlreiche Versuche ausgeführt; sie ergaben übereinstimmend, daß diese Umrechnung noch zulässig ist, wenn der Unterschied der gewogenen Fettmenge gegenüber 5,0000 g nicht mehr als $\pm$ 0,1 g beträgt, d. h. wenn 4,9 bis 5,1 g Fett abgewogen werden. So starke Abweichungen von dem Normalgewichte brauchen indessen gar nicht vorzukommen, vielmehr ist es sehr leicht zu erreichen, daß die Abweichungen nicht mehr als $\pm$ 0,01 bis höchstens $\pm$ 0,02 g betragen.

Beim Abwägen der Fette zur Bestimmung der Reichert-Meißl'schen Zahl verfährt man zweckmäßig folgendermaßen. Man stellt auf die Schalen der Waage zwei ähnliche Kölbchen von je 300 ccm Inhalt und gleicht ihre Gewichte durch Auflegung von Gewichtsstücken aus. Dann setzt man auf die rechte Waageschale ein Fünfgrammstück, läßt die Arretirung der Waage los, so daß die linke Waageschale hoch steigt, und läßt nun in das links stehende Kölbchen aus einer Pipette mit ziemlich feiner Spitze das geschmolzene, 40 bis 50° C. warme Fett einfließen, wobei man dafür Sorge trägt, daß der Hals des Kölbchens frei von Fett bleibt. Zuletzt läßt man das Fett nur langsam tropfenweise einfließen; sobald durch einen Fetttropfen die Waageschale zum Sinken gebracht wird, hört man mit dem Zugeben des Fettes auf und stellt durch Auflegen von Gewichtsstücken bezw. durch das Reitergewicht Gleichgewicht her. Mußten rechts noch a Gramm zugegeben werden, so ist das Gewicht des Fettes (5 + a) Gramm, mußten links b Gramm zugegeben werden, so ist das Gewicht des Fettes (5 — b) Gramm. Hierauf nimmt man rechts das Fünfgrammstück hinweg, läßt nach dem Aufheben der Arretirung in das Kölbchen auf der rechten Waageschale Fett einfließen und verfährt genau wie vorher.

2. **Bestimmung der Köttstorfer'schen Verseifungszahl.** 1 bis 2 g des klaren, geschmolzenen Fettes wurden in einem Erlenmeyer'schen Kölbchen von 150 ccm Inhalt aus Jenaer Glas abgewogen; nach Zugabe von 25 ccm einer annähernd halbnormalen alkoholischen Kalilauge wurde das Fläschchen mit einem durchbohrten Korke verschlossen, durch dessen Bohrung eine 75 cm lange Röhre führte. Man erhitzte das Kölbchen unter häufigem sanftem Umschwenken 15 Minuten auf dem kochenden Wasserbade; nach Verlauf dieser Zeit war die Verseifung des Fettes beendet. Nach Zusatz einiger Tropfen alkoholischer Phenolphtaleïnlösung wurde die heiße Flüssigkeit unter Verwendung einer in Hundertstelkubikzentimeter getheilten Bürette mit $^1/_2$-Normal-Salzsäure zurücktitrirt. Die Salzsäure wurde auf wässerige $^1/_2$-Normal-Kalilauge eingestellt, deren Wirkungswerth wiederum durch $^1/_2$-Normal-Schwefelsäure festgestellt wurde. Behufs Einstellung der alkoholischen Kalilauge auf die $^1/_2$-Normal-Salzsäure wurden mehrere blinde Versuche ohne Fett ausgeführt.

Zur Berechnung der Köttstorfer'schen Verseifungszahl, d. h. der Milligramme Kaliumhydrat, die erforderlich sind, um 1 g Fett zu verseifen, kann man sich der nachstehenden Formel bedienen:

$$x = \frac{28{,}05\ (25 - a \cdot c)}{b \cdot c}.$$

Darin bedeutet:

a die zum Zurücktitriren der 25 ccm alkoholischer Kalilauge verbrauchten Kubikzentimeter $^1/_2$-Normal-Salzsäure,

b das Gewicht des zu dem Versuche verwendeten Fettes (in Grammen), c die Kubikzentimeter alkoholische Kalilauge, die durch 1 ccm $^1/_2$-Normal-Salzsäure gesättigt werden.

3. Bestimmung der Refraktometerzahl. Die Refraktometerzahlen der Fette sind in der Literatur nicht einheitlich ausgedrückt. Als Normaltemperatur, auf welche die Ablesung am Refraktometer zurückzuführen ist, wird bald 25° C., bald 40° C. gewählt. Ferner wird häufig nicht die eigentliche Refraktometerzahl, sondern die sogenannte Refraktometerdifferenz angegeben, die mit Hülfe des besonderen, dem Instrumente beigegebenen Thermometers ermittelt wird. Die Refraktometerdifferenz ist der Unterschied zwischen der wirklichen Refraktometerzahl des Butterfettes und der sogenannten „höchst zulässigen Zahl" für Butterfett; der Unterschied wird mit den zugehörigen Vorzeichen angegeben.

In der vorliegenden Abhandlung wurden die Refraktometerzahlen durchweg auf die Normaltemperatur von 40° C. bezogen. Die in anderer Weise ausgedrückten Refraktometerzahlen, die sich in der Literatur vorfanden, wurden demgemäß umgerechnet. Dies geschah in folgender Weise:

a) Umrechnung der auf 25° C. bezogenen Refraktometerzahlen auf die Normaltemperatur von 40° C. Eine Erhöhung der Temperatur um 1° C. bewirkt im Mittel eine Verminderung der Refraktometerzahl um 0,55; einem Temperaturunterschiede von 15° C. entspricht daher ein Unterschied in der Refraktometerzahl von 15 · 0,55 = 8,25. Man erhält hiernach die Refraktometerzahl für 40° C., wenn man von der für 25° C. geltenden Refraktometerzahl 8,2 abzieht.

b) Umrechnung der Refraktometerdifferenz auf die Refraktometerzahl bei 40° C. Nach der Definition der Refraktometerdifferenz erhält man die wirkliche Refraktometerzahl für eine bestimmte Normaltemperatur, indem man zu der „höchst zulässigen Zahl" für diese Temperatur die Refraktometerdifferenz, mit ihrem Vorzeichen versehen, hinzuzählt. Die „höchst zulässige Zahl" für die Temperatur von 40° C. beträgt nach S. 7 der „Gebrauchsanweisung für das Butter-Refraktometer" 44,2 Skalentheile. Man hat daher die mit ihrem Vorzeichen versehene Refraktometerdifferenz zu 44,2 zu addiren. Ist die Refraktometerdifferenz z. B. gleich + 2,4, so ist die Refraktometerzahl des Fettes bei 40° C. gleich 44,2 + 2,4 = 46,6; ist die Refraktometerdifferenz gleich — 3,1, so ist die Refraktometerzahl des Fettes bei 40° C. gleich 44,2 + (— 3,1) = 44,2 — 3,1 = 41,1.

Das Fett wurde aus den Käsen nach folgenden Verfahren abgeschieden:

1. Die zerriebenen Käse wurden im Trockenschranke auf 80 bis 90° C. erwärmt; das abschmelzende und abgesonderte Fett wurde abgegossen und filtrirt.

2. Der Käserückstand von 1 wurde mit wasserfreiem Aether extrahirt.

3. Das Fett wurde durch Erhitzen mit Salzsäure abgeschieden.

4. Das Fett wurde nach Henzold's Verfahren mit verdünnter Kalilauge in der Form von Butter abgeschieden und die Butter nach dem Auswaschen ausgeschmolzen.

5. Wie unter 4, doch wurde die Butter mit stark verdünnter Salzsäure ausgeschmolzen, um die in ihr enthaltene Kalilauge zu sättigen.

Die Untersuchung der Käsefette führte zu folgenden Ergebnissen:

Art der Abscheidung des Fettes	Reichert-Meißl'sche Zahl	Köttstorfer-sche Verseifungszahl	Refraktometerzahl bei 40° C.	Säuregrad
1. Edamerkäse.				
Durch Abschmelzen	27,37	226,9	41,8	4,3
Durch Ausziehen des Rückstandes mit Aether	27,54	226,6	42,1	7,5
Durch Erwärmen mit konzentrirter Salzsäure	27,66	227,6	41,9	6,7
Durch verdünnte Kalilauge nach Henzold	27,26	227,9	41,4	0,0
Wie vorher, Butter mit verdünnter Salzsäure ausgeschmolzen	27,71	228,4	41,3	0,3
2. Romadurkäse.				
Durch Abschmelzen	28,82	230,7	41,1	14,6
Durch Ausziehen des Rückstandes mit Aether	29,10	230,1	41,2	16,2
Durch Erwärmen mit konzentrirter Salzsäure	28,91	231,3	41,1	15,5
Durch verdünnte Kalilauge nach Henzold	28,68	232,6	41,3	0,0
Wie vorher, Butter mit verdünnter Salzsäure ausgeschmolzen	28,48	230,3	41,2	4,9
3. Camembertkäse.				
Durch Abschmelzen	27,38	231,4	40,4	23,7
Durch Ausziehen des Rückstandes mit Aether	27,27	230,8	40,4	26,1
Durch Erwärmen mit konzentrirter Salzsäure	27,17	229,9	40,5	26,4
Durch verdünnte Kalilauge nach Henzold	27,22	230,5	40,2	0,0
Wie vorher, Butter mit verdünnter Salzsäure ausgeschmolzen	27,03	229,5	40,4	21,6

Die vorstehenden Zahlen zeigen bezüglich der flüchtigen Fettsäuren, der Verseifungszahlen und der Refraktometerzahlen der nach verschiedenen Verfahren abgeschiedenen Käsefette eine ausgezeichnete Uebereinstimmung. Bemerkenswerth sind die Ergebnisse der Untersuchung des nach Henzold's Verfahren mit verdünnter Kalilauge abgeschiedenen Fettes. Wie zu erwarten war, sind die nach diesem Verfahren gewonnenen Fette völlig frei von freien Säuren. Da vorher (S. 45) nachgewiesen wurde, daß beim Schütteln der Käse mit fünfprozentiger Kalilauge ein Theil des Fettes verseift wird, hätte man erwarten sollen, daß die Zusammensetzung des Fettes eine andere würde. Man konnte annehmen, daß bei der nur theilweisen Verseifung entweder nur Glyceride niedriger (flüchtiger) Fettsäuren oder nur Glyceride höherer (nichtflüchtiger) Fettsäuren zerlegt würden; im ersteren Falle hätten die Reichert-Meißl'sche Zahl und die Verseifungszahl niedriger, im zweiten Falle höher gefunden werden müssen als in den nach den anderen Verfahren abgeschiedenen Fetten. Da dies nicht der Fall ist, muß man annehmen, daß alle Glyceride ungefähr in gleichem Maße bei der theilweisen Verseifung betheiligt sind; jedenfalls ist als erwiesen anzusehen, daß in den vorliegenden Fällen die Verseifung sich nicht ausschließlich auf die Glyceride flüchtiger Säuren erstreckt hat. Bei der Abwägung der Beweiskraft dieser Zahlen ist zu berücksichtigen, daß es sich hier um schnittreife, eher noch etwas junge Käse handelt.

Nach Abschluß dieser Arbeit sind auch von anderer Seite die Ergebnisse ähnlicher vergleichender Untersuchungen veröffentlicht worden. Insbesondere sind zahlreiche Versuche von H. Bremer[1]) ausgeführt worden. Dieselben führten zu folgenden Ergebnissen:

[1]) Forschungsberichte 1897. 4. 52.

Art der Abscheidung des Fettes	Refraktometerzahl bei 40° C.	Säuregrad	Koettstorfersche Verseifungszahl	Reichert-Meißl'sche Zahl	Jodzahl
1. Edamerkäse (alt).					
Durch Ausziehen mit Aether	46,8	3,0	221,9	—	47,6
Nach O. Henzold	46,8	0,0	221,6	23,6	48,3
Nach E. von Raumer	46,8	2,0	221,4	—	—
Durch Abschmelzen	46,8	2,3	221,8	—	—
Durch Ausschütteln mit Wasser	46,7	4,0	222,3	23,8	44,6
Durch Ausschütteln mit angesäuertem Wasser	46,6	5,2	222,3	23,7	43,1
2. Schweizerkäse I.					
Durch Ausziehen mit Aether	44,5	36,5	221,5	—	45,1
Nach O. Henzold	45,7	0,6	224,6	27,4	44,6
Nach E. von Raumer	44,8	32,2	220,0	23,8	42,2
Durch Abschmelzen	44,7	32,7	220,6	24,2	38,4
Durch Ausschütteln mit Wasser	44,8	33,5	222,3	24,5	45,5
Durch Ausschütteln mit angesäuertem Wasser	44,7	34,4	222,2	24,4	41,0
3. Schweizerkäse II.					
Nach O. Henzold	42,8	0,2	229,6	28,7	—
Durch Abschmelzen	42,7	13,0	231,3	29,5	—
4. Schweizerkäse III.					
Nach O. Henzold	42,7	0,0	232,4	32,6	32,6
Durch Abschmelzen	42,8	5,0	230,7	32,0	39,2
5. Schweizerkäse IV.					
Durch Ausziehen mit Aether	42,1	3,7	229,6	29,3	—
Durch Abschmelzen	42,2	5,8	228,5	29,0	—
6. Schweizerkäse V.					
Nach O. Henzold	42,6	0,0	231,8	30,0	—
Durch Abschmelzen	42,5	3,5	231,3	29,9	—
7. Schweizerkäse VI.					
Nach O. Henzold	42,7	0,0	233,5	30,3	—
Durch Abschmelzen	42,7	6,0	230,7	29,5	—
8. Backsteinkäse I.					
Durch Ausziehen mit Aether	45,6	6,0	220,5	—	—
Nach O. Henzold	45,6	0,0	222,0	—	—
9. Backsteinkäse II.					
Durch Ausziehen mit Aether	44,7	15,0	217,1	19,5	37,5
Nach O. Henzold	45,0	0,0	211,7	16,1	41,7
10. Backsteinkäse III.					
Durch Ausziehen mit Aether	46,6	6,0	220,5	—	—
Nach O. Henzold	46,5	0,0	222,0	—	—
11. Backsteinkäse IV.					
Durch Ausziehen mit Aether	45,9	13,0	225,5	—	—
Nach O. Henzold	46,0	0,0	223,0	—	—

Art der Abscheidung des Fettes	Refraktometerzahl bei 40° C.	Säuregrad	Koettstorfer'sche Verseifungszahl	Reichert-Meißl'sche Zahl	Jodzahl
12. Backsteinkäse V.					
Durch Ausziehen mit Aether	44,1	31,8	225,7	—	40,6
Nach O. Henzold	47,2	0,0	222,4	—	24,4
13. Rahmkäse I.					
Nach O. Henzold	42,2	0,0	230,1	—	32,0
Durch Ausschütteln mit Wasser	42,1	2,5	231,3	—	32,2
14. Rahmkäse II.					
Nach O. Henzold	43,7	0,0	227,9	—	36,3
Durch Ausschütteln mit Wasser	44,1	4,3	226,8	—	36,8
15. Fromage de Millén. Budapest.					
Nach O. Henzold	43,3	0,5	226,8	—	44,4
Durch Ausschütteln mit Wasser	43,8	29,8	231,3	—	36,4
16. Bierkäse.					
Durch Ausziehen mit Aether	45,9	8,5	220,6	26,0	—
Nach O. Henzold	45,7	0,0	220,6	26,1	—
17. Margarine-Romadurkäse.					
Durch Ausziehen mit Aether	50,8	37,5	196,2	—	69,0
Nach O. Henzold	51,1	2,0	196,0	—	67,7
Nach E. von Raumer	51,7	27,5	195,4	1,5	67,8
Durch Abschmelzen	51,2	27,0	194,3	1,4	68,4
Durch Ausschütteln mit Wasser	51,1	33,6	194,2	1,4	67,8
Durch Ausschütteln mit angesäuertem Wasser	50,6	40,5	197,1	1,6	67,5
18. Margarine-Backsteinkäse.					
Nach O. Henzold	50,7	—	—	—	—
Nach E. von Raumer	51,5	27,0	198,0	—	—
Durch Abschmelzen	51,1	23,1	198,5	—	—
Durch Ausschütteln mit Wasser	51,3	19,5	196,8	2,6	67,5
Durch Ausschütteln mit angesäuertem Wasser	50,3	32,5	197,7	4,0	—

Auch bei diesen Versuchen ergiebt sich bezüglich der flüchtigen Fettsäuren, der Verseifungszahlen und der Refraktometerzahlen der nach verschiedenen Verfahren aus den Käsen abgeschiedenen Fette in der Mehrzahl der Fälle eine befriedigende Uebereinstimmung; in einigen Fällen zeigen sich indessen doch beträchtliche Abweichungen.

Weiter wurden von E. von Raumer[1]) einige vergleichende Versuche über die Abscheidung des Fettes aus dem Käse ausgeführt. Er extrahirte theils das Fett unmittelbar aus dem Käse, theils schied er das Fett nach dem von ihm beschriebenen Verfahren (S. 50) ab. Die Ergebnisse werden an anderer Stelle (S. 70) im Zusammenhange mit den übrigen Untersuchungen E. von Raumer's mitgetheilt.

A. Forster und R. Riechelmann[2]) bedienten sich zur Abscheidung des Fettes aus dem Käse

[1]) Zeitschr. angew. Chemie 1897. 77.

[2]) Zeitschr. öffentl. Chemie 1897. 3. 159.

neben einander der Verfahren von E. von Raumer, H. Bremer (wohl des Ausschüttelns mit Wasser) und des von ihnen selbst angegebenen Verfahrens mit Hülfe des Gerber'schen Acidbutyrometers. Die abgeschiedenen Fette wurden mit folgendem Ergebnisse refraktometrisch geprüft:

Bezeichnung der Käse	Das Käsefett wurde abgeschieden nach		
	Forster und Riechelmann	E. v. Raumer	Bremer
	Refraktometerzahl bei 40° C.		
Schweizerkäse	42,7	42,7	—
Edamerkäse	44,5	44,6	—
Sahnenkäse	42,5	42,5	—
Gorgonzolakäse	42,6	43,0	—
Camembertkäse	41,0	41,0	—
Limburgerkäse	42,1	42,1	41,8
Briekäse	42,2	41,9	41,9
Magerer Harzkäse	39,7	41,3	—
Margarine-Romadurkäse	50,7	51,1	50,9

Auch diese Zahlen stimmen gut überein mit Ausnahme der auf den mageren Harzkäse bezüglichen; die niedrige Refraktometerzahl 39,7 blieb auch nach dem Entsäuern des Fettes unverändert. Diese Abweichung ist aber ohne große Bedeutung, da bei Magerkäsen ein Zusatz von Fetten weniger in Frage kommt.

Eine größere Anzahl vergleichender Versuche führte A. Devarda[1]) aus. Er fand, daß nicht nur beim Trocknen des Käses bei 100° C., sondern auch bei 40° C. im luftleeren Raume ein Theil der flüchtigen Fettsäuren, selbst in der Form neutraler Glyceride, verdampft. Devarda trocknete einige Käse theils bei 100° C., theils bei 40° C. im luftleeren Raume, theils bei gewöhnlicher Temperatur im luftleeren Raume, zog das Fett alsdann mit Aether aus und bestimmte die Reichert-Meißl'sche Zahl und die Refraktometerzahl der Fette.

Nr.	Bezeichnung der Käse	Das Käsefett wurde mit Aether ausgezogen:				
		aus dem bei 100° C. getrockneten Käse		aus dem im luftleeren Raume bei 40° C. über Schwefelsäure getrockneten Käse	aus dem im luftleeren Raume bei gewöhnlicher Temperatur über Schwefelsäure getrockneten Käse	
		Reichert-Meißl'sche Zahl	Refraktometerzahl bei 40° C.	Reichert-Meißl'sche Zahl	Reichert-Meißl'sche Zahl	Refraktometerzahl bei 40° C.
1	Edamerkäse Nr. 1	22,0	—	22,6	23,1	—
2	desgl. Nr. 2	—	—	32,0	32,4	—
3	desgl. Nr. 3	29,3	—	31,2	31,4	—
4	desgl. Nr. 4	30,3	—	30,5	—	—
5	Neuchatelerkäse	24,0	43,2	—	25,0	44,9
6	Romadurkäse	—	45,5	—	—	46,0
7	Roquefortkäse	30,6	—	—	31,3	—
8	Emmenthalerkäse	27,0	—	—	28,4	—
9	Tiroler Schwarzenberger	23,6	46,5	—	24,5	47,3
10	Groyer Winterkäse	30,1	—	—	31,6	—
11	desgl. Sommerkäse	27,9	—	—	28,2	—
12	Limburgerkäse	20,5	45,1	—	21,2	46,6

[1]) Zeitschr. analyt. Chemie 1897. **36**. 751.

Das aus den bei 100° C. getrockneten Käsen gewonnene Fett hat hiernach stets eine kleinere Reichert-Meißl'sche Zahl und Refraktometerzahl, als wenn der Käse bei niederer Temperatur getrocknet wurde.

Nach dem Bremer'schen Verfahren schied Devarda das Fett nur aus einem Schwarzenbergerkäse ab. Das nach Bremer gewonnene Fett hatte die Reichert-Meißl'sche Zahl 27,9 und die Refraktometerzahl 44,0 bei 40° C., während nach Devarda's Verfahren die Reichert-Meißl'sche Zahl 27,4 und die Refraktometerzahl 43,9 gefunden wurden.

Bei der Prüfung des Henzold'schen Verfahrens beobachtete Devarda, daß das Fett sich oft nicht in genügender Menge abscheidet; ferner bemängelt er die große Menge Käse (300 g), die dabei verwendet werden muß. In Bezug auf das Verfahren von E. von Raumer stellte er fest, daß es stets Fette mit niedrigerer Reichert-Meißl'schen Zahlen liefert als bei der Extraktion mit Aether. Nach seinen Versuchen rührt dies indessen nicht nur von der Entfernung freier flüchtiger Fettsäuren her, sondern auch davon, daß die Fettsäureglyceride durch das Kupfersulfat nicht vollständig gefällt werden. In den Waschwässern eines Limburger und eines Schwarzenberger Käses fand Devarda thatsächlich neben freien flüchtigen Fettsäuren auch Glyceride flüchtiger Fettsäuren. In Betreff seines eigenen Verfahrens giebt Devarda zu, daß dabei die gesammten freien Fettsäuren aus dem Fette entfernt werden. Er ist aber der Ansicht, daß dieser Umstand ohne Einfluß auf das Ergebniß der Untersuchung sei. Um dies zu beweisen, untersuchte Devarda die Fette eines Emmenthaler Käses und eines Parmesankäses, die bereits vor 20 Jahren mit Aether aus den Käsen ausgezogen worden waren, sowohl in ihrem stark ranzigen Zustande als auch nach der Entfernung der freien Säuren durch Ausschütteln der ätherischen Lösungen mit verdünnter Kalilauge. Das Fett aus dem Emmenthaler Käse zeigte 25,8 Säuregrade und hatte die Reichert-Meißl'sche Zahl 32,9 und die Refraktometerzahl 42,8 bei 40° C.; nach dem Entsäuern sank die Reichert-Meißl'sche Zahl auf 31,0, während die Refraktometerzahl auf 43,6 stieg. Das Fett aus dem Parmesankäse zeigte 24,8 Säuregrade; durch das Entsäuern des Fettes fiel die Reichert-Meißl'sche Zahl von 28,7 auf 27,8 und stieg die Refraktometerzahl von 42,2 auf 43,6. An dem Bremer'schen Verfahren (Ausschütteln des Fettes mit Wasser) rügt Devarda die geringe Ausbeute an Fett.

Die vergleichenden Versuche Devarda's führten zu folgenden Ergebnissen:

Lfde. Nr.	Bezeichnung der Käse	Das Käsefett wurde gewonnen: Durch Extraktion des bei gewöhnlicher Temperatur im luftleeren Raume über Schwefelsäure getrockneten Käses mit Aether			nach Devarda		nach E. v. Raumer		nach Henzold
		Reichert-Meißl'sche Zahl	Säuregrad	Refraktometerzahl bei 40° C.	Reichert-Meißl'sche Zahl	Refraktometerzahl bei 40° C.	Reichert-Meißl'sche Zahl	Refraktometerzahl bei 40° C.	Reichert-Meißl'sche Zahl
1	Gorgonzolakäse, jung . .	24,6	—	—	24,8	—	—	—	24,6
2	Roquefortkäse, jung . . .	30,7	—	—	31,3	—	—	—	—
3	Limburgerkäse, jung . . .	21,2[1])	33,5	46,6	20,1[2])	47,0	18,5	47,0	19,7
4	desgl. alt . . .	27,1	3,5	45,5	27,2	45,6	—	—	—
5	Emmenthaler Sommerkäse .	28,4	—	—	28,4	—	—	—	—
6	Groyer Winterkäse . . .	31,6	—	—	32,2	—	—	—	—
7	desgl. Sommerkäse . . .	28,2	—	—	28,4	—	—	—	—
8	Schwarzenbergerkäse . . .	27,9	—	43,0	27,0	42,4	26,8	42,9	—
9	Liptauerkäse	30,9	6,6	45,8	30,9	44,9	—	—	—

[1]) Verseifungszahl 219. [2]) Verseifungszahl 216.

Nach dem Erscheinen der Bremer'schen Abhandlung schied der Verfasser aus einer Anzahl Hart- und Weichkäsen (Edamer-, Gouda-, Romadur- und Camembertkäsen) das Fett nach dem Bremer'schen Verfahren durch Schütteln der zerkleinerten und mit Wasser verriebenen Käsemasse mit der doppelten Menge Wasser ab. Das Verfahren bewährte sich bei frischen oder soeben schnittreifen Fettkäsen vortrefflich; die Butter bezw. Margarine schied sich schon nach kurze Zeit dauerndem Schütteln an der Oberfläche der Flüssigkeit ab und konnte mit einem Hornlöffel abgeschöpft werden. Die Abscheidung erfolgte, wohl wegen des Verreibens des Käses mit dem Wasser, rascher und vollständiger als bei der Verwendung verdünnter Kalilauge nach O. Henzold. Auch hier machte indessen das Auskneten und Ausschmelzen der Butter bezw. Margarine Schwierigkeiten, da die abgeschiedenen Fettmassen viel Wasser und Käsestoff enthalten. Das Abschmelzen des Fettes war mit erheblichen Verlusten an Fett verbunden, so daß es sich empfehlen dürfte, 200 g Käse in Arbeit zu nehmen, damit man sicher so viel Fett gewinnt, als zur Ausführung einer eingehenden Untersuchung erforderlich ist. Dieselbe Erfahrung machte auch A. Devarda[1]). Die Grundsätze, nach denen die Auswahl des Verfahrens zur Abscheidung des Käsefettes zu erfolgen hat, werden später erörtert werden. Bemerkt sei noch, daß das Bremer'sche Verfahren, wie zahlreiche neuere Versuche des Verfassers beweisen, bei älteren Käsen auf erhebliche Schwierigkeiten stößt; vielfach findet eine Fettabscheidung überhaupt nicht statt.

b) Die Untersuchung des abgeschiedenen Käsefettes.

Die Untersuchung des abgeschiedenen Käsefettes erfolgt in gleicher Weise wie die des Butterfettes. In erster Linie sind in Betracht zu ziehen die Bestimmung der freien Fettsäuren, des Brechungsvermögens, der flüchtigen Fettsäuren, der Verseifungszahl und der Jodzahl.

c) Die Beurtheilung der Käse nach Maßgabe der Untersuchung des Fettes.

Das Fett der echten Milchfettkäse entstammt der Milch, das der Margarinekäse wird künstlich zugesetzt und kann daher wechselnder Abstammung sein. In den frischen Käsen, in denen das Fett keine Veränderungen erlitten hat — es wird beim Laben mechanisch mit dem Käsestoff niedergerissen —, gestaltet sich die Beurtheilung des Käsefettes in derselben Weise wie bei den Fetten selbst.

Anders liegen die Verhältnisse bei dem reifen Käse. Der Käse erleidet bei der Reifung, die durch Bakterien und sonstige Mikroorganismen hervorgerufen wird, mannigfaltige und tiefgreifende Zersetzungen. Die letzteren erstrecken sich in besonders hohem Maaße auf die stickstoffhaltigen Bestandtheile. Dementsprechend beziehen sich die zahlreichen bisher ausgeführten Reifestudien am Käse hauptsächlich auf die Umwandlungen der Eiweißstoffe; dies gilt sowohl von den grundlegenden Untersuchungen von E. Schulze in Gemeinschaft mit U. Weidemann[2]), F. Bennecke[3]) und B. Röse[4]) als auch von den neuesten Mittheilungen von St. Bondzynski[5]), E. Gfeller[6]) und Orla Jansen[7]). Die einzige auf das Fett des Käses bezüg-

[1]) Zeitschr. analyt. Chemie 1897. **36**. 759.

[2]) Landwirthschaftl. Jahrb. 1882. **11**. 587.

[3]) Ebd. 1887. **16**. 317.

[4]) Landwirthschaftl. Versuchsstationen 1884. **31**. 115.

[5]) Landwirthschaftl. Jahrb. der Schweiz 1894. **8**. 189.

[6]) Ebd. 1895. **9**. 107.

[7]) Tidskrift Physik og Chemi 1897. **2**. 92; Chem.-Ztg. 1897. **21**. Repert. 150.

liche Frage, die eingehender studirt wurde, war die, ob beim Reifen des Käses aus dem Kaseïn Fett neu gebildet werde; sie wurde schließlich verneint oder wenigstens als unwahrscheinlich erkannt. E. Schulze und F. Bennecke fanden im reifen Käse stets freie Buttersäure, aber nur kleine Mengen; auch U. Weidemann fand darin nur geringe Mengen freier Fettsäuren. Man könnte zwar annehmen, die durch die Spaltung der Glyceride entstehenden Fettsäuren würden an Ammoniak oder andere organische Basen gebunden; aber auch die Menge des gebundenen Ammoniaks erwies sich stets als klein. Hiernach müßte man annehmen, daß die Spaltung der Fette in freie Fettsäuren und Glycerin bei der Reifung der Käse nur einen unbedeutenden Umfang annähme, und auch sonstige Veränderungen des Käsefettes nicht einträten. Diese Annahme ist auch jetzt noch viel verbreitet; in dem von A. Devarda[1]) bearbeiteten Entwurfe des Kapitels „Käse" für den Codex alimentarius Austriacus heißt es z. B.: „Für die Beurtheilung der Echtheit des Käsefettes gelten dieselben Normen wie beim Butterfett, nachdem das in den Käse übergegangene Milchfett auch während der Käsereifung keine wesentlichen diesbezüglichen Veränderungen erfährt."

Zu einem anderen Ergebnisse kam E. Duclaux[2]). Er fand, daß bei der Reifung der Käse stets eine Spaltung des Fettes in Glycerin und freie Fettsäuren stattfindet. Als Ursache dieser Spaltung sieht er nicht die unmittelbare Einwirkung der bei der Reifung der Käse thätigen Mikroorganismen an, er ist vielmehr der Ansicht, daß sie unter dem Einflusse von Zeit und Licht, sowie hauptsächlich des bei der Reifung des Käses entstehenden Ammoniaks erfolge. Diese Verseifung des Fettes erfolge stets, bald in höherem, bald in geringerem Grade; meist sei sie nur unbedeutend, in manchen Fällen aber sehr stark. Die Verseifung erstrecke sich hauptsächlich auf die Glyceride der nichtflüchtigen Fettsäuren, nur in geringem Grade auf die der flüchtigen Fettsäuren; in einem 5 Jahre alten Cantalkäse konnte Duclaux mit bloßem Auge Krystalle fester Fettsäuren erkennen. Den trockenen Geschmack der alten Käse führt Duclaux größtentheils auf die Gegenwart der nichtflüchtigen Fettsäuren und deren Salze zurück. Ein Theil der freien Fettsäuren ist an Ammoniak gebunden.

Duclaux bestimmte in einer Reihe von Käsen zwar nicht die gesammte freie Säure, wohl aber die freien flüchtigen Säuren einschließlich der flüchtigen Säuren, die an Ammoniak gebunden waren. Er filtrirte den mit Wasser zerriebenen und aufgeschlämmten Käse durch ein Porzellanfilter, säuerte das Filtrat mit verdünnter Schwefelsäure an, destillirte die flüchtigen Fettsäuren über und titrirte sie mit $^{1}/_{10}$-Normal-Alkali. Duclaux berechnete die flüchtigen Fettsäuren auf Buttersäure und gab diese in Prozenten des Käses an. Um diese Zahlen dem Verständniß näher zu bringen und übersichtlicher zu machen, wurden sie in einer Weise umgerechnet, daß sie der Reichert-Meißl'schen Zahl analog werden. Man ermittelte zunächst, wieviel flüchtige Fettsäuren (Buttersäure) auf 5 g Fett kommen und drückte diese in Kubikzentimetern $^{1}/_{10}$-Normal-Alkali aus. In einem Briekäse mit 24,60 Prozent Fett fand Duclaux z. B. 0,20 Prozent flüchtige Fettsäure, als Buttersäure berechnet. Auf 5 g Fett kommen demnach $\frac{0,20}{24,60} \cdot 5 = 0,04065$ g Buttersäure. 0,0088 g Buttersäure werden durch 1 ccm

[1]) Zeitschr. Nahr.-Unters., Hyg., Waarenkunde 1896. **10**. 201.

[2]) E. Duclaux, Le Lait. Etudes chimiques et biologiques. Paris 1887. Librairie J.-B. Baillère et Fils. S. 62, 267 ff., 285 ff. E. Duclaux, Principes de Laiterie. Paris (ohne Jahreszahl). Armand Colin et Cie., Éditeurs. S. 289 ff., 308 ff., 347.

$^1/_{10}$-Normal-Alkali gesättigt; zur Sättigung von 0,04065 g Buttersäure sind daher $\frac{0,04065}{0,0088}$ = 4,6 ccm $^1/_{10}$-Normal-Alkali erforderlich. Man hat hiernach die Prozente Buttersäure mit 5 zu multipliziren und durch 0,0088 mal den Prozenten Fett zu dividiren:

$$x = \frac{5 \times \text{Prozente Buttersäure}}{0,0088 \times \text{Prozente Fett}}.$$

Die so erhaltene Zahl giebt an, welcher Bruchtheil der Reichert-Meißl'schen Zahl auf die Rechnung der freien bezw. an Ammoniak gebundenen flüchtigen Fettsäuren zu setzen ist. Hätte man z. B. für das Fett des oben angeführten Briekäses die Reichert-Meißl'sche Zahl 28,2 gefunden, so fielen hiervon 4,6 ccm auf die freien bezw. an Ammoniak gebundenen flüchtigen Fettsäuren und 28,2—4,6 = 23,6 ccm auf die in der Form von Glyceriden vorhandenen flüchtigen Fettsäuren. Diese Umrechnung ist zwar nicht ganz genau, denn es könnte ein Theil der freien flüchtigen Fettsäuren nicht aus dem Fette durch Verseifung, sondern aus dem Kaseïn entstanden sein; ferner werden bei der Bestimmung der Reichert-Meißl'schen Zahl nicht die gesammten in 5 g Fett enthaltenen flüchtigen Fettsäuren, sondern nur die in 110 ccm Destillat enthaltenen gefunden. Die Fehler sind indessen klein; denn wie später gezeigt werden wird, können die bei dem Reifen der Käse aus Kaseïn entstehenden flüchtigen Fettsäuren nur sehr gering sein, und dann fand auch Duclaux bei seinen Bestimmungen nicht die Gesammtmenge der freien flüchtigen Fettsäuren. Jedenfalls werden die Duclaux'schen Zahlen durch diese Umrechnung erheblich übersichtlicher und der Beurtheilung zugänglicher.

Die Untersuchungen Duclaux's führten zu folgenden Ergebnissen:

Nr.	Bezeichnung der Käse	Fett %	An Säuren gebundenes Ammoniak %	Freie bezw. an Ammoniak gebundene flüchtige Fettsäuren, als Buttersäure berechnet %	Freie bezw. an Ammoniak gebundene flüchtige Fettsäuren, auf 5 g Fett berechnet, ausgedrückt in Kubikzentimetern $^1/_{10}$-Normal-Alkali
1	Cantalkäse, alt	34,70	—	0,19	3,4
2	desgl., 5 Jahre alt	28,31	1,90	0,05	1,0
3	Briekäse	24,60	0,056	0,20	4,6
4	desgl.	28,74	0,295	0,11	2,2
5	desgl.	27,61	—	0,07	
6	desgl.	27,04	0,38	0,05	0,5
7	desgl, älter	29,50	0,20	0,04	3,4
8	Camembertkäse	30,31	0,142	0,07	1,2
9	Käse von Port-du-Salut (dem Briekäse ähnlich)	25,93	0,53	0,21	3,4
10	desgl.	24,00	0,54	0,26	1,4
11	Italienischer, dem Briekäse ähnlicher Käse »Crescenza«	21,34	0,00	0,02	1,1 0,7
12	Roquefortkäse	29,70	0,51	0,18	1,3
13	desgl.	34,07	—	0,07	4,6
14	desgl.	35,18	—	0,21	6,2
15	Holländerkäse, 16 Monate alt	24,72	0,095	0,15	3,4
16	desgl., 4 Monate alt	24,63	0,061	0,15	3,5
17	desgl.	23,75	0,043	0,12	2,9
18	desgl., in Frankreich hergestellt	24,03	0,57	0,15	3,5
19	desgl. desgl.	25,90	0,63	0,51	11,2
20	Gruyèrekäse	29,29	0,058	0,25	4,8
21	Parmesankäse (Grana Lombardo oder Lodigiano[1])	26,04	0,25	0,18	3,9
22	desgl. (Grana Reggiano[1])	21,75	0,15	0,20	5,2

[1]) In dem neueren Werke »Principes de Laiterie« sind die für die beiden Sorten von Parmesankäse angegebenen Zahlen mit einander vertauscht; ob in der ersten Arbeit »Le Lait« oder in den »Principes de Laiterie« das Versehen vorgekommen ist, ist nicht zu ersehen.

Auch über den Gesammtgehalt der Käse an freien Fettsäuren in verschiedenen Stadien der Reifung liegen einige von E. Duclaux[1]) ermittelte Zahlen vor.

Bezeichnung der Käse	Freie Fettsäuren in Prozenten des vorhandenen Fettes
Ganz frische Käsemasse	0,04 Prozent
Käse, 5 Tage alt, fermentirt	0,55 "
Käse, 8 Tage alt, fermentirt	2,33 "
Derselbe Käse wie vorher, zwei Monate alt, in der Zwischenzeit nicht fermentirt	3,0 "
Cantalkäse	3,2 "
Fett des vorigen Käses, nicht gewaschen und ranzig, nach einmonatiger Aufbewahrung	9,2 "
Käse von Salers von bitterem Geschmack	8,8 "
" " " von gutem Geschmack	2,0 "
Fünf Jahre alter Käse	71,2 "

Im Anschlusse an die Duclaux'schen Arbeiten wurden neuerdings von H. Weigmann[2]) Untersuchungen über die Veränderungen des Fettes beim Reifen der Käse ausgeführt. Durch die Reifung entstanden folgende Mengen freier Fettsäuren: im Edamerkäse etwa 1 Prozent, im Marschkäse etwa 1,8 Prozent, im Tilsiterkäse etwa 2 Prozent, im Romadurkäse etwa 6,9 Prozent des in den Käsen vorhandenen Fettes.

Abgesehen von den umfangreichen Reifestudien an Käsen liegen jetzt verhältnißmäßig zahlreiche Untersuchungen über die Beschaffenheit des Fettes echter reifer Milchfettkäse vor. Früher, als man den Margarinekäse noch nicht kannte oder als derselbe noch keine größere Verbreitung gefunden hatte, lag keine Veranlassung vor, das Käsefett einer näheren Prüfung zu unterziehen; erst später, namentlich nachdem durch das Einbringen der Margarinegesetzesvorlage, die sich auch auf den Margarinekäse erstreckte, die Aufmerksamkeit der Nahrungsmittel-Chemiker auf dieses Ersatzmittel für echten Fettkäse hingelenkt wurde, bildete auch das Käsefett öfter den Gegenstand der Untersuchung.

Untersuchungen über die Zusammensetzung des Fettes echter Milchfettkäse.

A. Langfurth[3]) bestimmte für das Fett verschiedener echter Milchfettkäse folgende Reichert'sche Zahlen (bezogen auf 2,5 g Fett): Parmesankäse, 4 Jahre alt: 15,6; Holländerkäse, 6 Jahre alt: 15,3; Chesterkäse, 2 Jahre alt: 15,0; Holländerkäse, 1 Jahr alt: 14,4; Schweizerkäse, 1 Jahr alt: 14,4; Holsteinerkäse, 1 Jahr alt: 14,4; Roquefortkäse, 1 Jahr alt: 14,4; Edamerkäse, 1 Jahr alt: 14,4. Das Fett wurde aus dem Käse mit Aether extrahirt und 24 Stunden bei 110° getrocknet. Die Zahlen sind völlig normal, wie man sie auch bei Butterfett findet.

Brown[4]), der New York State Dairy Commissioner, fand in dem Fette von zehn echten amerikanischen Milchfettkäsen 85,90 bis 89,30, im Mittel 87,64 % unlösliche Fettsäuren (Hehner'sche Zahl) und 4,80 bis 6,37, im Mittel 5,32 % wasserlösliche Fettsäuren.

[1]) E. Duclaux, Le Lait. Paris 1887, S. 286.

[2]) Nach freundlicher brieflicher Mittheilung des Herrn Dr. H. Weigmann; die Arbeit wird demnächst in den „Landwirthschaftl. Versuchsstationen" veröffentlicht werden.

[3]) Repert. analyt. Chemie 1883. 3. 88.

[4]) Third Annual Report of the New York State Dairy Commissioner for 1886, S. 62.

Im städtischen Laboratorium zu Amsterdam wurde die Reichert'sche Zahl (für 2,5 g Fett) des Fettes von Edamerkäse zu 14,0 bezw. 14,7 ccm gefunden.

Johnson[1]) bestimmte die Reichert'sche Zahl (für 2,5 g Fett) der Fette einer Anzahl amerikanischer Käse und ermittelte folgende Werthe: für das Fett von Rahmkäse die Reichert'sche Zahl 15,1, von Pine apple[2]) gelb, 4 Monate alt: 13,4, Pine apple weiß, 8 Monate alt: 14,6, Pine apple gelb, 16 Monate alt: 12,6, Pine apple gelb, 5 Jahre alt: 13,8, Magerkäse: 16,5 und 14,7, Neuchateler Käse: 13,4, Briekäse: 16,2, altem englischen Käse (Nachahmung): 15,8, Limburgerkäse: 14,6.

G. Sartori[3]) untersuchte zwei Proben eines Caccio cavallo genannten italienischen Käses; für das Fett des einen, aus frischer Kuhmilch hergestellten Käses fand er die Reichert-Meißl'sche Zahl 25,3, für das Fett des andern, aus einer Mischung von entrahmter Kuhmilch und frischer Schafmilch hergestellten Käses die Reichert-Meißl'sche Zahl 28,7. J. Mazure[4]) ermittelte für das Fett von 6 Käsen die Reichert-Meißl'sche Zahl zu 23,2 bis 26,2.

Eine große Anzahl echter Fettkäse wurde von W. Chattaway, J. H. Pearman und C. G. Moor[5]) auf die Reichert-Meißl'sche Zahl und den „Valenta-Test" ihres Fettes geprüft; der „Valenta-Test" ist die Temperatur, bei der sich eine Auflösung des Fettes in heißem Eisessig trübt. Die Ergebnisse finden sich in der folgenden Tabelle.

Käseart	Reichert-Meißl'sche Zahl des Fettes	Valenta-Test des Fettes	Käseart	Reichert-Meißl'sche Zahl des Fettes	Valenta-Test des Fettes	Käseart	Reichert-Meißl'sche Zahl des Fettes	Valenta-Test des Fettes
Cheddar, englisch	24,2	39,0°	Amerikan. Käse	25,6	—	Cheshire	31,8	47,0°
desgl.	28,8	42,0°	Gorgonzola	22,1	26,5°	Double Gloucester	31,4	38,0°
desgl.	26,4	31,0°	desgl.	23,6	45,0°	desgl.	32,3	41,0°
Cheddar, kanadisch	24,0	41,5°	Holländer	27,0	40,0°	Camembert	31,0	32,0°
Amerikan. Käse	26,2	47,5°	desgl.	23,0	49,0°	desgl.	35,0	33,0°
desgl.	23,0	46,0°	Gruyère	30,0	37,5°	Parmesan	28,0	28,0°
desgl.	25,8	—	desgl.	31,1	41,0°	Roquefort	36,8	19,0°
desgl.	24,8	—	Stilton	29,0	38,5°	Double Cream	31,2	40,0°
desgl.	30,4	—	desgl.	32,0	45,5°	Bondon	29,4	42,0°
desgl.	25,4	—	Cheshire	31,6	43,0°	Cream York	29,0	41,0°

M. Kühn[6]) prüfte das durch Aether aus Romadurkäse ausgezogene Fett mit folgenden Ergebnissen: Unlösliche Fettsäuren (Hehner'sche Zahl) 86,74 %, Reichert-Meißl'sche Zahl 28,00, Verseifungszahl 226,1, Refraktometerzahl 46,3 bei 40° C., nach nochmaligem mehrstündigem Trocknen des Fettes 47,1.

O. Henzold[7]) führte interessante Versuche aus, um festzustellen, ob sich das Käsefett beim Reifen des Käses chemisch verändert. Er prüfte das Fett der zur Herstellung der Käse dienenden Milch, ferner das Fett der frischen Käse und der reifen Käse; das Fett wurde in

[1]) Annual Report of the Connecticut Experiment Station 1892, S. 156; Biedermann's Centralbl. f. Agrikulturchemie 1894. **23**. 203.

[2]) „Pine apple" (Fichtenzapfen) ist einer der ältesten und beliebtesten Käse in den Vereinigten Staaten.

[3]) Milch-Ztg. 1892. **21**. 823.

[4]) Revue internat. falsif. 1892/93. **6**. 8.

[5]) Analyst 1894. **19**. 145.

[6]) Chem.-Ztg. 1895. **19**. 554, 601 u. 648.

[7]) Milch-Ztg. 1895. **24**. 729.

allen Fällen mit verdünnter Kalilauge aus dem Käse abgeschieden. Die Untersuchung erstreckte sich nur auf Hartkäse. Die Bestimmung der Reichert-Meißl'schen Zahl der Fette führte zu folgenden Ergebnissen:

Lfde. Nr.	Käseart	Datum der Herstellung der Käse	Reichert-Meißl'sche Zahl des Fettes aus der Milch	den frischen Käsen	den reifen Käsen	Datum der Untersuchung der reifen Käse
1	Edamerkäse	4. 1. 1895	33,22	33,22	33,18	5. 4. 1895
2	Goudakäse	9. 2. 1895	31,52	31,52	31,63	12. 6. 1895
3	desgl.	12. 2. 1895	31,46	31,46	31,35	30. 9. 1895
4	Holsteiner Fettkäse	19. 2. 1895	28,49	28,38	—	—
5	Goudakäse	16. 3. 1895	29,70	29,81	—	—
6	Wilstermarsch-Fettkäse	19. 3. 1895	29,59	29,70	29,48	12. 10. 1895
7	Goudakäse	27. 3. 1895	29,70	29,81	29,76	25. 9. 1895
8	Edamerkäse	19. 4. 1895	29,59	29,48	29,48	3. 10. 1895
9	Goudakäse	9. 5. 1895	30,70	30,70	30,85	29. 9. 1895
10	Wilstermarsch-Fettkäse	17. 5. 1895	29,05	28,92	28,87	7. 10. 1895

B. Fischer[1]) untersuchte das Fett zweier echter Schweizerkäse; die Reichert-Meißl'schen Zahlen der mit Aether extrahirten Fette betrugen 24,7 und 24,3, die Refraktometerzahlen 44,8 und 43,1 bei 40° C. Das Fett aus einem dritten Käse hatte die Reichert-Meißl'sche Zahl 21,3 und die Refraktometerzahl 45,9 bei 40° C.; Fischer läßt es dahingestellt sein, ob dieser Käse einen geringen Zusatz von fremdem Fett erhalten hat.

Stellwaag und F. Soxhlet[2]) prüften das mit Aether ausgezogene Fett einer Anzahl echter Milchfettkäse mit folgenden Ergebnissen auf ihre Reichert-Meißl'schen Zahlen:

Bezeichnung der Käse	Reichert-Meißl-sche Zahl	Bezeichnung der Käse	Reichert-Meißl-sche Zahl	Bezeichnung der Käse	Reichert-Meißl-sche Zahl	Bezeichnung der Käse	Reichert-Meißl-sche Zahl
Emmenthaler-käse	28,5	Gorgonzolakäse	24,0	Roquefortkäse	30,8	Magermilch-Rundkäse	40,7
Edamerkäse	36,5	Romadurkäse	30,1	Liptauer Schafmilchkäse	30,8	Magermilch-Backsteinkäse	31,6
Chesterkäse	26,7	Briekäse	28,1	Kreuther Ziegenmilchkäse	30,0	Mainzer Handkäse	29,0
Parmesankäse	25,9	Hagenbergerkäse	26,5	Allgäuer Ziegenmilchkäse	31,0	Buttermilch-Rund-käse	31,0

Hier zeigen nur der Edamerkäse und der Magermilch-Rundkäse außergewöhnlich hohe Reichert-Meißl'sche Zahlen; die übrigen Zahlen sind normal.

Die von A. Forster und R. Riechelmann[3]) gefundenen Refraktometerzahlen von Käsefetten sind bereits vorher (S. 57) mitgetheilt worden.

---

[1]) Jahresbericht des chemischen Untersuchungsamtes der Stadt Breslau für die Zeit vom 1. April 1894 bis 31. März 1895. Erstattet von Bernhard Fischer unter Mitwirkung von A. Beythien. S. 22.

[2]) F. Soxhlet, Ueber Margarine. Bericht an das General-Comité des landwirthschaftlichen Vereins in Bayern. München 1895 bei J. F. Lehmann. S. 186.

[3]) Zeitschr. öffentl. Chemie 1897. 3. 159.

Zahlreiche Untersuchungen von Käsefetten wurden im Hygienischen Institute zu Hamburg[1]) ausgeführt. In der Regel wurde das Fett aus den Käsen ausgeschmolzen; nur bei einigen Weichkäsen wurde das Fett mit Aether extrahirt. Die Untersuchungen führten zu folgenden Ergebnissen:

Nr.	Bezeichnung der Käse	Refraktometerzahl bei 40° C.	Reichert-Meißl-sche Zahl	Verseifungszahl	Nr.	Bezeichnung der Käse	Refraktometerzahl bei 40° C.	Reichert-Meißl-sche Zahl	Verseifungszahl
1	Holländerkäse	48,6	27,7	—	15	Holländerkäse, frisch	47,0	22,4	—
2	desgl.	46,8	24,2	218,7	16	Tilsiterkäse	45,3	29,1	—
3	desgl.	47,3	25,7	—	17	desgl.	48,8	24,0	—
4	desgl.	47,8	23,2	218,0	18	desgl.	46,0	26,7	—
5	desgl.	46,8	25,8	—	19	desgl.	47,8	25,4	—
6	desgl.	47,0	—	219,3	20	desgl.	47,3	20,8	—
7	desgl.	46,6	24,3	—	21	Weichkäse (Kaiserkäse)	45,0	—	—
8	desgl.	46,8	26,0	—					—
9	desgl.	46,8	23,8	—	22	Magerkäse	47,6	—	—
10	desgl.	45,8	28,2	—	23	—	46,6	25,9	—
11	desgl.	46,0	28,1	—	24	—	44,8	28,0	—
12	desgl.	46,8	—	220,4	25	—	46,8	31,9	—
13	desgl.	46,7	23,5	—	26	trocken, verschimmelt, abnormer Geruch	32,0	a) 8,8 b) 20,8	238,3
14	desgl.	47,5	23,1	—					

Die Mehrzahl der Käsefette hat ungewöhnlich hohe Refraktometerzahlen, ohne daß die Reichert-Meißl'schen Zahlen in entsprechendem Grade herabgedrückt erscheinen; letztere sind immerhin mit wenigen Ausnahmen ziemlich niedrig, theilweise sogar sehr niedrig. Ganz abnorm verhält sich das unter Nr. 26 aufgeführte Fett eines trockenen, brüchigen, an vielen Stellen verschimmelten und unangenehm riechenden Käses. Das aus diesem Käse ausgeschmolzene Fett zeigte die Refraktometerzahl 32 bei 40° C., die Reichert-Meißl'sche Zahl 8,8 und die Verseifungszahl 238,3. Aus dem Reste des Käses wurde das Fett mit Aether ausgezogen; es hatte die Reichert-Meißl'sche Zahl 20,8. Einer ungewöhnlich niedrigen Refraktometerzahl entspricht hier eine sehr niedrige Reichert-Meißl'sche Zahl und eine hohe Verseifungszahl. Wegen Mangels an Material wurde dieser Fall nicht weiter verfolgt.

Auch A. Devarda[2]) hat das aus zahlreichen Käsen abgeschiedene Fett untersucht. Die Ergebnisse der vergleichenden Versuche über die verschiedenen Verfahren zur Abscheidung des Fettes aus den Käsen sind bereits vorher (S. 58 u. 59) mitgetheilt worden. Bei den nachstehend verzeichneten Untersuchungen gewann Devarda das Käsefett nach seinem eigenen Verfahren.

---

[1]) Bericht des Hygienischen Institutes über die Nahrungsmittel-Kontrole in Hamburg bis zum Jahre 1896 einschließlich. Erstattet von Dunbar und K. Farnsteiner. Hamburg 1897. S. 60.

[2]) Zeitschr. analyt. Chemie 1897. **36.** 751.

Nr.	Bezeichnung der Käse	Refraktometerzahl bei 40° C.	Reichert-Meißl'sche Zahl	Verseifungszahl	Nr.	Bezeichnung der Käse	Refraktometerzahl bei 40° C.	Reichert-Meißl'sche Zahl	Verseifungszahl
1	Imperialkäse	43,1	27,8	—	25	Liptauer Schafkäse	44,6	29,0	—
2	desgl.	43,6	27,0	—	26	desgl.	44,9	30,9	234,4
3	Gervaiskäse	42,1	31,8	—	27	Stiltonkäse, mit Wein getränkt	43,1	31,7	—
4	Hagenbergerkäse	42,7	26,8	—	28	Romadurkäse	43,5	26,9	227,0
5	Mährischer Schwarzenbergerkäse	44,9	27,6	—	29	Chesterkäse	42,8	31,3	—
6	Tiroler Schwarzenbergerkäse	46,4	24,8	—	30	Stracchinokäse	43,0	26,3	—
7	desgl.	42,4	27,0	230,4	31	Holländer Rahmkäse	—	32,8	—
8	Limburgerkäse, jung	45,0	27,9	—	32	Groyer Sommerkäse	—	28,4	—
9	desgl.	47,0	20,1	216,0	33	desgl., Winterkäse	—	32,2	225,0
10	desgl.	45,6	27,2	225,9	34	Schloßkäse, Engelstein	—	26,2	226,0
11	Limburgerkäse, alt	42,8	30,9	—	35	Ellischauerkäse	43,1	23,6	—
12	Gorgonzolakäse, jung	—	23,4	—	36	Burgkäse aus Deutschland	43,1	28,1	—
13	desgl., grün, alt	43,8	26,7	—	37	Parmesankäse	43,7	30,0	—
14	desgl., weiß, jung	43,8	28,6	—	38	desgl., Fett vor 20 Jahren gewonnen	43,6	27,8	230
15	desgl., grün, jung	43,8	24,8	—	39	Emmenthaler Sommerkäse	—	28,4	232,6
16	desgl., grün, alt	—	23,4	—	40	Emmenthalerkäse	42,5	23,9	—
17	Neuchatelerkäse	44,9	25,0	—	41	desgl., Fett vor 20 Jahren gewonnen	43,6	31,0	235,0
18	Roquefortkäse, jung	—	31,3	—	42	Edamerkäse	44,0	32,4	—
19	Camembertkäse	43,4	30,1	—	43	desgl.	—	23,1	—
20	desgl., imitirt	43,3	29,8	—	44	desgl.	—	31,3	—
21	desgl. aus Paris	43,4	28,7	—	45	desgl.	44,3	30,5	—
22	Briekäse	41,4	31,6	—	46	Glarner Schabziger [Kräuterkäse]*)	41,8	15,4	216,6
23	Trappistenkäse aus Bosnien	43,5	26,1	—	47	Olmützer Quargeln*)	44,1	26,0	—
24	Liptauer Schafkäse	45,0	29,5	—					

*) Fett mit Aether extrahirt.

Bemerkenswerthe Beobachtungen über die Veränderungen des Käsefettes machten A. Scala und T. Jacoangeli[1]) bei Reifestudien an italienischen Hartkäsen aus Schafmilch. Sie verfolgten dabei den Gehalt des Käsefettes an freien Säuren, an freien flüchtigen Säuren und die Veränderungen der Reichert-Meißl'schen Zahl. Der Unterschied der gesammten freien Säuren und der freien flüchtigen Säuren ergiebt die Menge der freien nichtflüchtigen Säuren. Die Reichert-Meißl'sche Zahl umfaßt den Gesammtgehalt des Fettes an flüchtigen Fettsäuren, sowohl die freien als auch die an Glycerin gebundenen flüchtigen Fettsäuren; zieht man von dem Gesammtgehalte an flüchtigen Fettsäuren die freien flüchtigen Fettsäuren ab, so erhält man die an Glycerin gebundenen flüchtigen Fettsäuren. Die freien flüchtigen Fettsäuren wurden von Scala und Jacoangeli in derselben Weise bestimmt wie die Reichert-Meißl'sche Zahl mit der Abweichung, daß ein Verseifen des Fettes mit Alkali und Freimachen der Fettsäuren aus den Kalisalzen durch Schwefelsäure nicht stattfand. Es wurden demgemäß 5 g Käsefett mit 100 ccm Wasser und 40 ccm verdünnter Schwefelsäure versetzt, von der Mischung 110 ccm abdestillirt und das Destillat mit $^1/_{10}$-Normal-Kalilauge titrirt. In den folgenden Zusammenstellungen sind die gesammten freien Säuren und die nichtflüchtigen freien Säuren in Kubikzentimetern Normal-Alkali für 100 g Fett ausgedrückt, die flüchtigen freien Säuren und die an Glycerin gebundenen flüchtigen Säuren dagegen in ähnlicher Weise wie die Reichert-Meißl'sche Zahl, d. h. in Kubikzentimetern $^1/_{10}$-Normal-Alkali für 110 ccm Destillat von 5 g Fett.

[1]) Annali dell' Istituto d' Igiene sperimentale della R. Università di Roma [2]. 1892. 2. 146.

Zeit der Untersuchung der Käse	Gesammte freie Säuren	Nichtflüchtige freie Säuren	Flüchtige freie Säuren	Flüchtige, an Glycerin gebundene Säuren	Reichert-Meißl'sche Zahl
	ausgedrückt in Kubikzentimetern Normal-Alkali für 100 g Fett		ausgedrückt in Kubikzentimetern $^{1}/_{10}$-Normal-Alkali für 110 ccm Destillat von 5 g Fett		
1. Harter Schafmilchkäse, hergestellt am 13. April 1891.					
15. April 1891	17,6	11,0	3,3	29,5	32,8
15. Juli 1891	51,5	53,5	9,0	20,0	29,0
20. Oktober 1891	85,0	65,0	10,0	22,0	32,0
12. Januar 1892	80,0	50,2	14,9	14,9	29,8
7. April 1892	91,5	66,0	12,8	13,0	25,8
6. Juli 1892	105,0	75,4	14,8	8,7	23,5
2. Harter Schafmilchkäse, hergestellt am 18. Dezember 1891.					
21. Dezember 1891	22,5	17,0	2,8	38,2	41,0
22. März 1892	49,5	25,0	12,3	22,5	34,8
3. Harter Schafmilchkäse, hergestellt am 28. November 1891.					
1. Dezember 1891	10,0	5,0	2,5	34,9	37,4
31. März 1892	27,5	14,0	6,7	23,15	29,85
14. Juni 1892	34,0	22,4	5,8	23,9	29,7
4. Harter Schafmilchkäse, hergestellt am 15. Juli 1891.					
18. September 1891	53,5	37,0	8,3	19,7	28,0
3. März 1892	62,0	47,0	7,5	16,3	23,8
25. Mai 1892	64,8	51,0	6,8	15,8	22,6
5. Harter Schafmilchkäse, hergestellt am 15. Juli 1891.					
28. September 1891	50,0	30,0	10,0	24,0	34,0
14. März 1892	57,5	39,2	9,1	14,9	24,0
4. Juni 1892	90,0	80,0	5,0	20,2	25,2

Fünf andere alte, harte Schafmilchkäse ergaben bezüglich der Zusammensetzung des Fettes folgende Werthe:

Alter der Käse	Gesammte freie Säuren	Nichtflüchtige freie Säuren	Flüchtige freie Säuren	Flüchtige, an Glycerin gebundene Säuren	Reichert-Meißl'sche Zahl
	ausgedrückt in Kubikzentimetern Normal-Alkali für 100 g Fett		ausgedrückt in Kubikzentimetern $^{1}/_{10}$-Normal-Alkali für 110 ccm Destillat von 5 g Fett		
$1^{1}/_{2}$ Jahre	75,0	54,5	10,3	6,5	16,8
$1^{1}/_{2}$ Jahre	83,0	51,4	15,8	9,4	25,2
$2^{1}/_{2}$ Jahre	133,0	101,8	15,6	4,6	20,2
2 Jahre	70,5	44,5	13,0	10,2	23,2
10 Jahre	187,5	157,1	15,2	3,1	18,3

Bemerkenswerth ist an diesen Ergebnissen zunächst die starke Abnahme der gesammten flüchtigen Fettsäuren oder der Reichert-Meißl'schen Zahl des Fettes beim Reifen der Käse. Hand in Hand damit geht eine außerordentlich starke Zunahme der freien Säuren des Käsefettes; je älter der Käse wird, desto höher ist sein Säuregrad. Die Spaltung der Glyceride in freie Fettsäuren und Glycerin erstreckt sich nicht nur auf die Glyceride der nichtflüchtigen Fettsäuren, sondern auch auf die Glyceride der flüchtigen Fettsäuren in so hohem Maße, daß die Menge der freien flüchtigen Fettsäuren die an Glycerin gebundenen flüchtigen Fettsäuren in einigen Fällen erheblich übersteigt. Würde man bei solchen Käsen das Fett nach dem Henzold'schen Verfahren mit fünfprozentiger Kalilauge abscheiden, wobei die freien Fettsäuren vollständig aus dem Käsefette entfernt werden, so würde man zu ganz falschen Ergebnissen kommen. Scala und Jacoangeli erklären die Abnahme der Reichert-Meißl'schen Zahl beim Reifen des Käses damit, daß die aus den Glyceriden abgespaltenen flüchtigen Fettsäuren beim Lagern des Käses allmählich verdunsten. Die Untersuchung der fünf alten Schafmilchkäse, deren Echtheit als zweifelfrei bezeichnet wird, bestätigte in allen Punkten die bei den Reifestudien gemachten Beobachtungen. Auch hier ist der Säuregrad der Fette außerordentlich groß, die Reichert-Meißl'sche Zahl abnorm klein. Bei der letzteren sind die freien flüchtigen Fettsäuren stark betheiligt; in allen Käsefetten ist der Gehalt an freien flüchtigen Fettsäuren größer als der an Glycerin gebundenen flüchtigen Fettsäuren, bei dem 10 Jahre alten Käse sogar fünfmal so groß. Bei Betrachtung der hier beobachteten niedrigen Reichert-Meißl'schen Zahlen der Fette der Schafmilchkäse ist im Auge zu behalten, daß nach den wenigen vorliegenden Beobachtungen von Ch. E. Schmitt[1]) und A. Pizzi[2]) dem Schafbutterfette eine verhältnißmäßig hohe Reichert-Meißl'sche Zahl zukommt, wie es scheint eine höhere als dem Kuhbutterfette.

Die Untersuchungen von H. Bremer[3]) über die Zusammensetzung der aus echten Fettkäsen abgeschiedenen Fette sind bereits an anderer Stelle (S. 56) mitgetheilt worden. Nachzutragen sind noch die folgenden Ergebnisse der Prüfung von drei echten Milchfettkäsen, aus denen das Fett von Bremer nur nach einem Verfahren, nämlich durch Ausschütteln mit Wasser, abgeschieden wurde.

Bezeichnung der Käse	Refraktometerzahl bei 40° C.	Säuregrad	Verseifungszahl	Jodzahl
Rahmkäse	41,9	2,5	228,2	34,1
Briekäse	42,0	5,0	233,5	29,5
Neuchatelerkäse	42,4	1,5	236,1	31,1

Aus den Bremer'schen Untersuchungen ergiebt sich, daß das Brechungsvermögen der aus den echten Fettkäsen gewonnenen Fette vielfach höher ist als das des Butterfettes und sich dem der Margarine nähert. Die Reichert-Meißl'sche Zahl und Verseifungszahl sind im Allgemeinen normal, jedoch häufig innerhalb der auch bei Butterfett beobachteten Grenzen ziemlich niedrig. Ganz abnorm sind die Zahlen für den unter Nr. 9 aufgeführten Backstein-

[1]) Répert de Pharm. 1886. **13**. 11.

[2]) Staz. speriment. agr. ital. 1894. **26**. 615; 1896. **29**. 897.

[3]) Forschungsber. 1897. **4**. 51.

käse II; nach der Reichert-Meißl'schen Zahl und der Verseifungszahl müßte ein Gemisch von Butterfett und fremden Fetten angenommen werden, doch weist die Jodzahl wieder auf reines Butterfett hin. H. Bremer äußert sich nicht darüber, ob er den Käse für echt oder als eines Margarinezusatzes verdächtig ansieht.

Die bisher mitgetheilten Untersuchungen beziehen sich auf Käse von normalem Reifegrade, so wie sie in den Handel gebracht werden; nur die von Scala und Jacoangeli geprüften harten Schafmilchkäse waren zum Theil sehr alt. Besonders große Veränderungen scheint das Fett in überreifen Weichkäsen zu erleiden. Es ist bekannt, daß die Veränderungen der Weichkäse beim Reifen viel stärker und eingreifender sind als bei den Hartkäsen. Sobald die Weichkäse ihren normalen Reifezustand überschritten haben, treten sie in den Zustand der Ueberreife ein. Sie werden schmierig, äußerst übelriechend, nehmen einen scharfen Geschmack an, färben sich häufig an einzelnen Stellen roth oder blau und fangen an, sich zu verflüssigen, „zu fließen". Solche überreife Weichkäse werden schließlich unverkäuflich und sind dann als verdorben zu bezeichnen; Käse mit einem geringeren Grade von Ueberreife finden dagegen vielfach willige Abnehmer und sind häufig im Handel anzutreffen.

L. Janke[1]) und A. Maggiora[2]) stellten fest, daß bei der Ueberreife der Weichkäse die Neutralfette allmählich vollständig in Glycerin und freie Fettsäuren zerlegt werden; schließlich können in einem solchen zersetzten Käse an Stelle des Neutralfettes nur freie Fettsäuren und Ammoniakseifen enthalten sein.

E. von Raumer[3]) hatte Gelegenheit, das Fett überreifer Backsteinkäse (Limburgerkäse) näher zu studiren. Das Fett von 46 Käseproben (Hart- und Weichkäse) wurde mit dem Refraktometer geprüft. In fünf Fällen lagen die beobachteten Refraktometerzahlen unter der für Butterfett als normale untere Grenze angenommenen Zahl von 41,3, bei 40° C.; bei normalem Backsteinkäse ging die Refraktometerzahl bis auf 36,8, bei überreifem, verdorbenem Backsteinkäse bis auf 22,8 herab. Aehnliche abnorme Werthe wurden bei der Bestimmung der Reichert-Meißl'schen Zahl ermittelt. Das mit Aether aus normal gereiftem Backsteinkäse ausgezogene Fett zeigte die Reichert-Meißl'schen Zahlen 35,2, 40,3, 36,4, 37,2 und 37,2. Das Fett aus einem überreifen, aber noch nicht verdorbenen Backsteinkäse (mit Aether extrahirt) gab die Reichert-Meißl'sche Zahl 34,6. Ein anderer überreifer Backsteinkäse wurde nach dem Trocknen im Exsikkator unter der Luftpumpenglocke mit Aether 3 Stunden extrahirt; dann wurde der Käse nochmals zerrieben und wieder mit Aether ausgezogen. Das zuerst ausgezogene Fett hatte die Reichert-Meißl'sche Zahl 75,3, das zuletzt ausgezogene Fett 46,6. Das Fett eines dritten Backsteinkäses, bei dem die Zersetzung am weitesten fortgeschritten war, gab die Refraktometerzahl 22,8 bei 40° C., die Reichert-Meißl'sche Zahl 158,4 und die Verseifungszahl 328,7. Dieses Käsefett bestand fast ausschließlich aus freien Fettsäuren; während zur Verseifung von 1 g des Fettes 5,86 ccm Normalkali verbraucht wurden, waren zur Sättigung der freien Säuren in 1 g Fett 5,54 ccm Normalkali erforderlich. Es genügten daher 0,32 ccm Normalkali zur Verseifung der in 1 g Käsefett enthaltenen Glyceride.

Auch bei reifem Hartkäse (Emmenthalerkäse) erhielt E. von Raumer hohe Werthe für die Reichert-Meißl'schen Zahlen des mit Aether ausgezogenen Fettes, wenn sie auch lange

[1]) Verhandl. der 63. Versammlung deutscher Naturforscher u. Ärzte 1891. 2. 99; Chem. Centrbl. 1891. 1. 712.

[2]) Molkerei-Ztg. 1892, Nr. 26.

[3]) Zeitschr. angew. Chemie 1897. 77.

nicht so hoch stiegen wie bei den überreifen Weichkäsen; die ermittelten Reichert-Meißl'schen Zahlen waren 30,1, 33,9, 34,1, 34,7, 35,2, 35,5, 37,5.

E. von Raumer schließt aus seinen Untersuchungen, daß bei dem Eintritte der Ueberreife der Weichkäse eine Zersetzung der Neutralfette in Glycerin und freie Fettsäuren vor sich gehe. Den hohen Gehalt an flüchtigen Fettsäuren führt er größtentheils auf eine Zersetzung des Milchzuckers und der Eiweißstoffe zurück; die Fette selbst sollen hierbei weniger betheiligt sein. Während diese Zersetzung bei milden Hartkäsen nur geringfügig sei, trete sie bei überreifen Weichkäsen in hohem Grade auf. Raumer sieht hiernach die in dem Käsefette enthaltenen freien flüchtigen Fettsäuren als Stoffe an, die eigentlich nicht zu dem Fette gehören, sondern Zersetzungsprodukte anderer Käsebestandtheile sind und sich dem Käsefette bei der Gewinnung mit Aether beimischen. Sein Bestreben ging daher dahin, die freien flüchtigen Fettsäuren aus dem Käsefette möglichst zu entfernen und dadurch das Käsefett in dem Zustande zu gewinnen, wie es erhalten würde, wenn die Zersetzung der Käsebestandtheile nicht stattgefunden hätte. Er erreichte dies durch das von ihm beschriebene, bereits vorher (S. 50) mitgetheilte Verfahren zur Abscheidung des Fettes aus dem Käse. E. von Raumer fällt die Eiweißstoffe des mit Wasser angeriebenen Käses mit Kupfersulfat, wodurch das Fett mit niedergerissen wird, und wäscht den Niederschlag mit großen Mengen Wasser (1½ bis 2 Liter auf 40 g Käse) aus; da die freien flüchtigen Fettsäuren und die Ammoniaksalze der Fettsäuren in Wasser löslich sind, werden sie auf diese Weise größtentheils weggewaschen. Das in dem Niederschlage enthaltene Fett wird mit Petroleumäther ausgezogen. Das so gewonnene Fett ist arm an freien Fettsäuren; in 4 Fällen betrug der Säuregrad 3,0, 3,3, 3,9 und 6,0 (Kubikzentimeter Normal-Alkali auf 100 g Fett).

Einige von E. von Raumer ausgeführte vergleichende Versuche, bei denen das Fett einerseits dem Käse unmittelbar mit Aether entzogen, andererseits aus dem Kupferniederschlage mit Petroleumäther gewonnen wurde, ergaben für das letztere Fett erheblich kleinere Reichert-Meißl'sche Zahlen:

Käseart		Reichert-Meißl'sche Zahlen: Fett aus dem Käse mit Aether ausgezogen	Fett aus dem Kupferniederschlag mit Petroleumäther ausgezogen
Normaler Backsteinkäse		36,4	28,9
desgl.		37,2	32,6
desgl.		37,2	32,5 — 32,6 — 32,7 [1]
Ueberreifer Backsteinkäse	erster Theil d. Extr.	75,3	19,8
	zweiter Theil d. Extr.	46,6	
Emmenthalerkäse (sehr mild)	a)	33,9 [2]	30,2 [3]
	b)	30,1	30,2

In dem Waschwasser des Kupfer-Eiweißniederschlages waren thatsächlich erhebliche Mengen flüchtiger Fettsäuren; E. von Raumer stellte fest, daß dieselben in zwei Fällen die Reichert-Meißl'schen Zahlen der Fette um 30,9 bezw. 26,7 erhöht haben würden.

[1]) Aus drei verschiedenen Kupferniederschlägen.

[2]) Die ätherische Fettlösung wurde bei a) vor dem Verdunsten des Aethers neutralisirt, so daß beim Trocknen des Fettes freie flüchtige Fettsäuren nicht entweichen konnten.

[3]) Aus zwei verschiedenen Kupferniederschlägen.

Untersuchungen über die Zusammensetzung des Fettes von Margarinekäsen.

Auch das Fett der Margarinekäse ist bereits wiederholt Gegenstand der Untersuchung gewesen. Bei der Beurtheilung des Margarinekäsefettes ist zu berücksichtigen, daß dasselbe stets kleinere oder größere Mengen Butterfett enthält. Zur Herstellung des Margarinekäses kann Milch verwendet werden, die nur theilweise entrahmt ist; dies ist gesetzlich zulässig, da für den Margarinekäse nicht, wie für die Margarine, ein noch gestatteter Höchstgehalt an Butterfett vorgeschrieben ist. Man erhält auf diese Weise Mischkäse, die nach dem Gesetze vom 15. Juni 1897 in derselben Weise wie reine Margarinekäse zu behandeln sind.

Aber selbst wenn nach Möglichkeit entrahmte Magermilch zur Herstellung von Margarinekäse verwendet wird, enthält dieser noch gewisse Mengen Milchfett. Die Magermilch enthält stets noch kleine Mengen Fett, die ihr auch durch die besten Milchschleudern bei einmaligem Durchgange nicht entzogen werden können. Nur unter besonderen, günstigen Umständen (hoher Umdrehungszahl der Zentrifuge, Erwärmen und langsamem Einfließen der Vollmilch) sinkt der Fettgehalt der Magermilch unter 0,1 Prozent. Wie groß etwa der Milchfettgehalt des aus Magermilch hergestellten Margarinekäses ist, ergiebt sich aus folgendem Beispiel. Es sei eine Magermilch mit 0,15 Prozent Fett verwendet und den bei der Herstellung vollfetter Margarinekäse vorliegenden Verhältnissen entsprechend auf 100 Liter Milch ein Zusatz von 3 kg fremdem Fett gemacht worden. Da die Dichte der Magermilch etwa 1,03 ist, wiegen 100 Liter Milch etwa 103 kg; darin sind nach der gemachten Annahme eines Fettgehaltes von 0,15 Prozent 0,155 kg Milchfett enthalten. Hierzu kommen 3 kg fremdes Fett; die Mischung von fremdem Fett und Milchfett im Gewichte von 3,155 kg enthält somit rund 5 Prozent Milchfett. Da bei dem Käsen der künstlichen Vollmilch das fremde Fett und das Milchfett voraussichtlich in dem Verhältnisse, in dem sie sich in der künstlichen Vollmilch vorfinden, in die Molken übergehen, so wird auch das im Margarinekäse enthaltene Fett aus 95 Prozent fremdem Fett und 5 Prozent Milchfett bestehen. Würde unter sonst gleichen Verhältnissen die Magermilch 0,1 bezw. 0,2 Prozent Fett enthalten, so bestände das Käsefett aus 96,7 bezw. 93,6 Prozent fremdem Fett und 3,3 bezw. 6,4 Prozent Milchfett.

Bei der Beurtheilung des Milchfettgehaltes der aus Margarinekäse abgeschiedenen Fette ist weiter zu beachten, daß nicht das gesammte Fett einer Vollmilch in den Käse gelangt, sondern nur das beim Zentrifugiren in der Magermilch zurückbleibende Milchfett. Dies ist aber insofern von dem Fette der Vollmilch verschieden, als nur kleine Fettkügelchen in der Magermilch zurückbleiben, während sich die großen Fettkügelchen wegen ihrer Leichtigkeit vorwiegend im Rahme sammeln. Aus den vorliegenden Untersuchungen scheint nun hervorzugehen, daß die großen und die kleinen Fettkügelchen derselben Milch nicht ganz dieselben chemischen und physikalischen Eigenschaften haben. Zwar kommt E. Gutzeit[1]) zu dem Ergebnisse, in homogener Milch, d. h. in dem Gemelke einer Kuh, hätten die Fettkügelchen aller Größenordnung dieselbe chemische und physikalische Beschaffenheit. Aus den Versuchen von Erich Klusemann[2]) und O. Bürki[3]) ist indessen zu schließen, daß die kleinen Fettkügelchen der Milch ärmer an flüchtigen und reicher an nichtflüchtigen Säuren sind als die großen Fett-

[1]) Milch-Ztg. 1893. **22**. 439; Landwirthschaftl. Jahrb. 1895. **24**. 539.

[2]) Inaugural-Dissertation. Leipzig 1893.

[3]) Landwirthschaftl. Jahrb. der Schweiz 1896. **10**. 21.

kügelchen. Auch das Brechungsvermögen des die großen Fettkügelchen bildenden Milchfettes scheint ein anderes, und zwar kleineres zu sein als das des Fettes der kleinen Fettkügelchen. M. Kühn[1]) ermittelte die Refraktometerzahlen dreier Vollfettkäse: Neuchateler zu 45,0, Camembert zu 45,0 und Romadur zu 45,1 bei 40° C.; dagegen zeigten Backsteinkäse (aus Zentrifugenmagermilch und 10 Prozent Vollmilch) die Refraktometerzahl 46,1, Spitz-Kümmelkäse (aus demselben Milchgemische wie der Backsteinkäse hergestellt) 45,9 und Harzerkäse (aus saurer Buttermilch hergestellt) 47,1 bei 40° C. Noch überzeugender sind folgende von Kühn bei Milchproben ermittelten Zahlen:

Art der Milchfette	Refraktometerzahlen bei 40° C.
1. Rahmfett aus abgeschöpftem Rahm	45,4
Zentrifugenmagermilch (von derselben Vollmilch wie der Rahm zu 1.)	48,65
2. Fett aus abgeschöpftem Rahm	45,3
Fett aus der dabei übrig gebliebenen Magermilch	46,55
Fett aus der von der gleichen Vollmilch entstammenden Zentrifugenmagermilch	48,15

Die ersten Untersuchungen des aus Margarinekäse abgeschiedenen Fettes wurden fast gleichzeitig von A. Völcker[2]) und P. Vieth[3]) ausgeführt; beide prüften Nachahmungen von amerikanischem Cheddarkäse, zu deren Herstellung einmal Schmalz und bei der zweiten Probe Oleomargarin verwendet worden waren. Die Untersuchung des Fettes beschränkte sich auf die Bestimmung der unlöslichen Fettsäuren (der Hehner'schen Zahl) mit folgendem Ergebnisse: Das Fett des Schmalzkäses enthielt nach Völcker 91,82, nach Vieth 90,46 Prozent unlösliche Fettsäuren; das Fett des Oleomargarinkäses enthielt nach Völcker 92,15, nach Vieth 91,82 Prozent unlösliche Fettsäuren. Das Fett eines von Völcker untersuchten echten Cheddarkäses enthielt 87,03 Prozent unlösliche Fettsäuren. Später[4]) prüfte P. Vieth nochmals das Fett eines Margarine-Cheddarkäses; es enthielt 92,76 Prozent unlösliche Fettsäuren und zeigte die Reichert'sche Zahl (für 2,5 g Fett) 0,9.

Ad. Langfurth[5]) fand für das durch Aether aus Margarine-Edamerkäse ausgezogene, 24 Stunden bei 110° C. getrocknete Fett die Reichert'sche Zahl 4,6 (für 2,5 g Fett); der Käse enthielt hiernach reichliche Mengen Milchfett.

M. Kühn[1]) untersuchte die Fette mehrerer Margarinekäse, die durch Ausziehen mit Aether gewonnen worden waren; von Interesse ist es, daß gleichzeitig die Fette und Oele geprüft wurden, die zur Herstellung der Margarinekäse Verwendung gefunden hatten. Die Ergebnisse waren folgende:

---

[1]) Chem.-Ztg. 1895. **19**. 554, 601 und 648.
[2]) Milch-Ztg. 1882. **11**. 438.
[3]) Ebd. 1882. **11**. 519.
[4]) Analyst 1888. **13**. 49.
[5]) Repert. analyt. Chemie 1883. **3**. 88.

	1. Margarinekäse	2. Margarinekäse	3. Mit Olivenöl selbst bereiteter Margarinekäse	4. Zu Nr. 3 benutztes Olivenöl	5. Margarinekäse aus derselben Molkerei wie Nr. 1	6. Margarinekäse aus Schweineschmalz und Baumwollsamenöl	7. Zu Nr. 6 benutztes Schweineschmalz	8. Zu Nr. 6 benutztes Baumwollsamenöl
Dichte, mit der Westphal'schen Waage bestimmt	0,8590	0,8920	0,8680	0,8625	—	0,8680	0,8610	0,8680
Dichte, mit dem Aräometer bestimmt	0,8626	—	0,8690	0,8638	—	0,8688	0,8620	0,8690
Unlösliche Fettsäuren (Hehner'sche Zahl)	93,83	94,41	93,69	96,02	—	—	—	—
Flüchtige Fettsäuren (Reichert-Meißl-sche Zahl)	4,01	4,18	4,30	0,33	9,52	9,35	0,65	0,49
Verseifungszahl nach Köttstorfer . .	208,4	202,9	196,5	189,2	207,1	203,2	195,9	190,4
Refraktometerzahl bei 40° C., 1. Bestimmung	53,9	53,2	56,9	54,2	50,2	53,5	51,2	60,3
Refraktometerzahl bei 40° C., 2. Bestimmung	55,5	53,5	59,5	54,4	—	58,2	52,7	61,0

Vor der zweiten Bestimmung der Refraktometerzahl wurden die Fette nochmals mehrere Stunden getrocknet.

R. Bodmer[1]) fand die Reichert'sche Zahl (für 2,5 g Fett) der Fette zweier Margarinekäse zu 0,9 bezw. 0,8, die Hehner'sche Zahl der zweiten Probe zu 93,5 Prozent; die Valentaprobe ergab 60 bezw. 70° C. W. Chattaway, T. H. Pearman und C. G. Moor[2]) ermittelten die Reichert-Meißl'sche Zahl des Fettes eines amerikanischen Margarinekäses zu 3,0; die Valentaprobe ergab 82° C.

B. Fischer[3]) untersuchte die aus einigen Margarinekäsen mit Aether ausgezogenen Fette mit folgendem Ergebnisse:

Nr.	Bezeichnung der Käse	Refraktometerzahl bei 40° C.	Reichert-Meißl'sche Zahl	Verseifungszahl nach Köttstorfer
1	Margarinekäse	50,6	—	—
2	Limburgerkäse	50,7	15,4	200,3
3	Romadurkäse	52,6	13,9	203,8
4	Appetitkäschen	50,2	11,2	204,6

In den Käsen Nr. 2, 3 und 4 nimmt Fischer einen Zusatz von etwa 50 Prozent fremden Fetten an.

E. von Raumer[4]) schied das Fett aus einem Margarine-Goudakäse einmal durch unmittelbares Ausziehen mit Aether und dann nach dem von ihm angegebenen Verfahren ab; er fand für die nach den beiden verschiedenen Verfahren gewonnenen Käsefette die Refraktometerzahl zu 50,3 bezw. 50,5 bei 40° C., die Reichert-Meißl'sche Zahl zu 4,4 bezw. 4,4 und die Verseifungszahl nach Köttstorfer zu 197,3 (nur für das durch Aether ausgezogene Fett bestimmt).

[1]) Analyst 1895. **20**. 268.

[2]) Ebd. 1894. **19**. 145.

[3]) Jahresbericht des chemischen Untersuchungsamtes der Stadt Breslau für die Zeit vom 1. April 1894 bis 31. März 1895. Erstattet von Bernhard Fischer unter Mitwirkung von A. Beythien. S. 22.

[4]) Zeitschr. angew. Chemie 1897. 77.

Die von H. Bremer[1]) bei der Untersuchung der aus Margarinekäsen nach verschiedenen Verfahren abgeschiedenen Fette sind bereits an anderer Stelle (S. 57) mitgetheilt worden.

F. Soxhlet und Stellwaag[2]) bestimmten die Reichert-Meißl'schen Zahlen der aus zwei Margarine-Cheddarkäsen mit Aether ausgezogenen Fette und fanden sie zu 11,0 und 14,4. Die von A. Forster und R. Riechelmann[3]) ermittelte Refraktometerzahl des Fettes eines Margarine-Romadurkäses ist bereits vorher (S. 57) mitgetheilt worden.

Im Hygienischen Institute zu Hamburg[4]) wurde das Fett von 8 Margarinekäsen untersucht; das Fett wurde aus den Käsen ausgeschmolzen, nur bei der Probe Nr. 7 mit Aether ausgezogen.

Nr.	Refraktometerzahl bei 40° C.	Reichert-Meißl'sche Zahl	Nr.	Refraktometerzahl bei 40° C.	Reichert-Meißl'sche Zahl	Nr.	Refraktometerzahl bei 40° C.	Reichert-Meißl'sche Zahl
1	51,1	1,8	4	52,0	2,5	7	50,8	2,8
2	52,3	—	5	51,8	2,5	8	53,8	—
3	51,0	3,3	6	50,3	2,0			

A. Devarda[5]) prüfte das nach seinem Verfahren abgeschiedene Fett von 4 Margarinekäsen mit folgendem Ergebnisse:

Bezeichnung der Käse	Refraktometerzahl bei 40° C.	Reichert-Meißl'sche Zahl	Bezeichnung der Käse	Refraktometerzahl bei 40° C.	Reichert-Meißl'sche Zahl
Margarine-Romadurkäse	50,2	2,0	Margarine-Edamerkäse	49,4	1,7
Holländischer Margarine-Rahmkäse . . .	50,0	3,1	desgl.	50,3	2,5

Untersuchungen des Verfassers über die Zusammensetzung der Käsefette.

Von dem Verfasser wurde das Fett einer Anzahl echter Milchfettkäse und Margarinekäse geprüft. Die Mehrzahl der Versuche liegt bereits einige Zeit zurück; einige der Margarinekäse wurden zu einer Zeit untersucht, wo der Margarinekäse eben erst anfing, in Deutschland bekannter zu werden. Da damals die Ansicht allgemein verbreitet war, daß das Fett beim Reifen der Käse Veränderungen nicht erleide, begnügte man sich mit der Bestimmung der Reichert-Meißl'schen Zahl und der Refraktometerzahl der Fette. Leider wurde in Folge dessen auch bei der Mehrzahl der Käsefette versäumt, die Säurezahl zu bestimmen, die am besten Auskunft über die Veränderungen ertheilt, die das Fett beim Reifen der Käse erleidet. Sämmtliche Käse, sowohl die echten Milchfett- als auch die Margarinekäse, waren normale, schnittreife Handelswaare; sie wurden theils in Berliner Ladengeschäften gekauft, theils unmittelbar von den Fabrikanten bezogen. Unter den als echte Milchfettkäse gekauften Proben befand sich kein Margarinekäse; die letzteren wurden ausdrücklich als solche gefordert. Die Untersuchung der Käse führte zu folgenden Ergebnissen.

---

[1]) Forschungsber. 1897. **4**. 51.

[2]) F. Soxhlet, Ueber Margarine. München 1895. S. 186.

[3]) Zeitschr. öffentl. Chemie 1897. **3**. 159.

[4]) Bericht des Hygienischen Institutes über die Nahrungsmittel-Kontrole in Hamburg bis zum Jahre 1896 einschließlich. Erstattet von Dunbar und K. Farnsteiner. Hamburg 1897. S. 60.

[5]) Zeitschr. analyt. Chemie 1897. **36**. 763.

Nr.	Bezeichnung der Käse	Refraktometerzahl bei 40° C.	Reichert-Meißl'sche Zahl	Nr.	Bezeichnung der Käse	Refraktometerzahl bei 40° C.	Reichert-Meißl'sche Zahl
			Echte Milchfettkäse.				
1	Edamerkäse	45,6	28,5	17	Münsterkäse	41,9	26,7
2	Desgl.	45,7	26,2	18	Desgl.	43,5	25,8
3	Desgl.	45,0	24,1	19	Romadurkäse	45,2	28,6
4	Desgl.	41,7	27,5	20	Desgl.	46,0	26,0
5	Desgl.	42,3	28,9	21	Desgl.	41,2	28,8
6	Desgl.	43,8	26,7	22	Desgl.	43,4	24,2
7	Desgl.	44,0	24,4	23	Desgl.	45,0	25,9
8	Goudakäse	45,6	28,1	24	Camembertkäse	44,0	28,1
9	Desgl.	42,3	29,2	25	Desgl.	40,4	27,2
10	Schweizerkäse	44,0	25,3	26	Desgl.	41,3	26,1
11	Desgl.	43,2	27,6	27	Desgl.	43,6	28,5
12	Desgl.	44,9	26,3	28	Limburgerkäse	44,6	29,1
13	Desgl.	42,4	28,8	29	Desgl.	45,1	28,2
14	Tilsiterkäse	42,5	27,7	30	Desgl.	42,7	24,4
15	Desgl.	45,1	25,4	31	Neuchatelerkäse	43,4	26,5
16	Desgl.	43,7	26,2	32	Desgl.	42,5	27,6
			Margarinekäse.				
1	Margarine-Edamerkäse	51,9	3,1	13	Margarine-Münsterkäse	51,0	2,0
2	Desgl.	51,6	4,6	14	Margarine-Romadurkäse	51,1	4,4
3	Desgl.	—	3,2	15	Desgl.	51,5	1,3
4	Desgl.	52,7	2,6	16	Desgl.	51,8	1,5
5	Desgl.	52,2	1,7	17	Desgl.	—	2,1
6	Desgl.	51,8	2,5	18	Desgl.	50,7	1,6
7	Margarine-Goudakäse	50,9	3,3	19	Desgl.	52,0	2,4
8	Desgl.	—	4,1	20	Margarine-Limburgerkäse	53,5	2,4
9	Desgl.	51,6	3,2	21	Desgl.	—	3,0
10	Desgl.	51,7	2,7	22	Desgl.	50,8	3,3
11	Margarine-Münsterkäse	—	2,1	23	Desgl.	51,3	2,1
12	Desgl.	50,8	3,2	24	Desgl.	51,9	2,5

In Folge des freundlichen Entgegenkommens der Fabrikanten konnte man die Fette untersuchen, die zur Herstellung des Margarine-Edamerkäses Nr. 2 und des Margarine-Romadurkäses Nr. 15 verwendet worden waren. Das zu dem Edamerkäse verwendete Fett ergab folgende Zahlen: Säuregrad 2,1, Refraktometerzahl 53,1 bei 40° C., Reichert-Meißl'sche Zahl 0,8, Koettstorfer'sche Verseifungszahl 193,2, Jodzahl 51,9; für das zu dem Romadurkäse verwendete Fett fand man folgende Werthe: Säuregrad 1,15, Refraktometerzahl 53,0 bei 40° C., Reichert-Meißl'sche Zahl 0,8, Koettstorfer'sche Verseifungszahl 191,9, Jodzahl 51,4. Die Proben auf Pflanzenöle von Bechi mit Silbernitratlösung und von Welmans mit Phosphormolybdänsäure traten bei beiden Fetten nur undeutlich ein; Sesamöl konnte mit Hülfe der Baudouin'schen Probe mit alkoholischer Furfurollösung und Salzsäure von der Dichte 1,19 nicht nachgewiesen werden. Pflanzliche Oele waren hiernach in dem zur Herstellung der Käse benutzten Fette entweder gar nicht oder nur in kleinen Mengen vorhanden; Kokosnußöl und Palmkernöl fehlten nach Ausweis der Koettstorfer'schen Verseifungszahl ebenfalls. Die Fette bestanden im Wesentlichen aus einem Gemische von Oleomargarin oder Rindertalg

(Premier jus) und Schweineschmalz. Beide Fette hatten fast die gleiche Zusammensetzung; dies erklärt sich daraus, daß sie zu ungefähr derselben Zeit von demselben Lieferanten (der Firma A. L. Mohr) bezogen worden waren.

Von einigen der in der Tafel aufgeführten echten Milchfettkäse und Margarinekäse wurden noch der Säuregrad und die Koettstorfer'sche Verseifungszahl der Fette bestimmt, wobei folgende Werthe gefunden wurden:

Echter Edamerkäse (Nr. 3 der Tafel): Säuregrad 4,9.

Echter Edamerkäse (Nr. 4 der Tafel): Säuregrad 6,2; Verseifungszahl 227,5.

Echter Romadurkäse (Nr. 20 der Tafel): Säuregrad 23,6.

Echter Romadurkäse (Nr. 21 der Tafel): Säuregrad 15,4; Verseifungszahl 231,0.

Echter Camembertkäse (Nr. 24 der Tafel): Säuregrad 15,4.

Echter Camembertkäse (Nr. 25 der Tafel): Säuregrad 25,4; Verseifungszahl 230,4.

Margarine-Edamerkäse (Nr. 2 der Tafel): Säuregrad 20,8; Verseifungszahl 197,2.

Margarine-Romadurkäse (Nr. 15 der Tafel): Säuregrad 36,5; Verseifungszahl 195,4.

Ueber die Veränderungen, die das Fett beim Reifen der Käse erleidet, sind, wie aus dem Vorstehenden ersichtlich ist, zur Zeit drei Ansichten vertreten:

1. Die meisten Angaben in der Literatur lauten dahin, daß beim Reifen der Käse das Fett gar nicht oder nur sehr wenig verändert werde. Diese Ansicht wird scheinbar durch die Versuche von O. Henzold (S. 64) bestätigt. Aus den bis jetzt vorliegenden Untersuchungen läßt sich indeß schon mit Sicherheit schließen, daß diese Ansicht keineswegs richtig ist.

2. Aus den Versuchen von A. Scala und T. Jacoangeli (S. 67) würde zu schließen sein, daß beim Altwerden der Käse eine immer fortschreitende Abnahme der flüchtigen Fettsäuren und damit der Reichert-Meißl'schen Zahl eintrete; da diese Untersuchungen sich nur auf italienischen Hartkäse aus Schafmilch beziehen, bedürfen sie für die anderen Käsearten aus Kuhmilch noch der Bestätigung.

3. E. von Raumer schließt aus seinen Versuchen (S. 70), daß beim Reifen der Käse beträchtliche Mengen von flüchtigen Fettsäuren neu gebildet werden, wodurch die Reichert-Meißl'sche Zahl immer größer werde. Dies wurde in besonders hohem Maße bei überreifen Weichkäsen (Backsteinkäse) beobachtet. Aber auch bei normalen schnittreifen Weichkäsen (Backsteinkäse) und Hartkäsen (Emmenthalerkäse) stellte E. von Raumer ungewöhnlich hohe Reichert-Meißl'sche Zahlen fest.

Für die Beurtheilung der Käse auf Grund der Untersuchung ihres Fettes ist es von der größten Bedeutung, festzustellen, welche Veränderungen dieses bei der Reifung und Lagerung in Wirklichkeit erleidet. Um dies festzustellen, kann man zunächst die bisher für die Zusammensetzung der Käsefette ermittelten Zahlenwerthe in's Auge fassen. Da die Zahl der vorliegenden Untersuchungen von Käsefetten schon eine recht beträchtliche ist, kann man aus ihnen in Bezug auf die angeregte Frage gewisse Schlußfolgerungen ziehen, die zwar nicht streng beweisend sind, aber doch bemerkenswerthe Fingerzeige geben; insbesondere gilt dies von den flüchtigen Fettsäuren.

Die Mehrzahl der Untersuchungen von Käsefetten erstreckt sich nur auf die Bestimmung der Reichert-Meißl'schen Zahl und der Refraktometerzahl. Die Verseifungszahl wurde erheblich seltener ermittelt, und die einzigen Bestimmungen der Jodzahlen von Käsefetten rühren von H. Bremer (S. 56 u. 69) her. In den beiden folgenden Tafeln sind die sämmtlichen

(Fortsetzung des Textes auf S. 585.)

I. Die bisher beobachteten Reichert-Meißl'schen Zahlen von Käsefetten.

A. Echte Milchfettkäse.

Lfde. Nr.	Nr.	Reichert-Meißl'sche Zahl	Analytiker
1. Holländer (Edamer-, Gouda-) Käse.			
1	1	22,4	Hyg. Institut Hamburg
2	2	22,6	A. Devarda
3	3	23,0	W. Chattaway u. s. w.
4	4	23,1	Hyg. Institut Hamburg
5	5	23,1	A. Devarda
6	6	23,2	Hyg. Institut Hamburg
7	7	23,5	〃
8	8	23,7	H. Bremer
9	9	23,8	Hyg. Institut Hamburg
10	10	24,1	K. Windisch
11	11	24,2	Hyg. Institut Hamburg
12	12	24,3	〃
13	13	24,4	K. Windisch
14	14	25,7	Hyg. Institut Hamburg
15	15	25,8	〃
16	16	26,0	〃
17	17	26,2	K. Windisch
18	18	26,7	〃
19	19	27,0	W. Chattaway u. s. w.
20	20	27,5	K. Windisch
21	21	27,7	Hyg. Institut Hamburg
22	22	28,1	〃
23	23	28,1	K. Windisch
24	24	28,2	Hyg. Institut Hamburg
25	25	28,5	K. Windisch
26	26	28,9	〃
27	27	29,2	〃
28	28	29,5	O. Henzold
29	29	29,8	〃
30	30	30,4	A. Devarda
31	31	30,5	〃
32	32	30,9	O. Henzold
33	33	31,3	A. Devarda
34	34	31,4	O. Henzold
35	35	31,6	〃
36	36	32,4	A. Devarda
37	37	32,8	〃
38	38	33,2	O. Henzold
39	39	36,5	Stellwaag u. Soxhlet
2. Schweizer (Emmenthaler) Käse.			
40	1	23,9	A. Devarda
41	2	24,3	B. Fischer
42	3	24,7	〃
43	4	24,8	H. Bremer
44	5	25,3	K. Windisch
45	6	26,3	K. Windisch
46	7	27,6	〃
47	8	27,7	A. Devarda
48	9	28,4	〃
49	10	28,5	Stellwaag u. Soxhlet
50	11	28,8	K. Windisch
51	12	29,1	H. Bremer
52	13	29,1	〃
53	14	29,9	〃
54	15	30,0	〃
55	16	30,2	E. von Raumer
56	17	31,0	A. Devarda
57	18	32,3	H. Bremer
58	19	33,9	E. von Raumer
59	20	34,1	〃
60	21	34,7	〃
61	22	35,2	〃
62	23	35,5	〃
63	24	37,5	〃
3. Tilsiterkäse.			
64	1	20,8	Hyg. Institut Hamburg
65	2	24,0	〃
66	3	25,4	〃
67	4	25,4	K. Windisch
68	5	26,2	〃
69	6	26,7	Hyg. Institut Hamburg
70	7	27,7	K. Windisch
71	8	29,1	Hyg. Institut Hamburg
4. Gruyère (Groyer, Greyerzer) Käse.			
72	1	28,0	A. Devarda
73	2	28,4	〃
74	3	30,0	W. Chattaway u. s. w.
75	4	30,8	A. Devarda
76	5	31,1	W. Chattaway u. s. w.
77	6	32,2	A. Devarda
5. Parmesankäse.			
78	1	25,9	Stellwaag u. Soxhlet
79	2	27,8	A. Devarda
80	3	28,0	W. Chattaway u. s. w.
81	4	30,0	A. Devarda
6. Chesterkäse.			
82	1	26,7	Stellwaag u. Soxhlet
83	2	31,3	A. Devarda
7. Chedderkäse.			
84	1	24,0	W. Chattaway u. s. w.
85	2	24,2	〃
86	3	26,4	〃
87	4	28,8	〃
8. Stiltonkäse.			
88	1	29,0	W. Chattaway u. s. w.
89	2	31,7	A. Devarda
90	3	32,0	W. Chattaway u. s. w.
9. Limburger (Backstein-) Käse.			
91	1	17,8	H. Bremer
92	2	20,1	A. Devarda
93	3	20,8	〃
94	4	24,4	K. Windisch
95	5	27,2	A. Devarda
96	6	27,9	〃
97	7	28,2	K. Windisch
98	8	29,1	〃
99	9	30,9	A. Devarda
100	10	34,6	E. von Raumer
101	11	35,2	〃
102	12	36,4	〃
103	13	37,2	〃
104	14	37,2	〃
105	15	40,3	〃
10. Romadurkäse.			
106	1	24,2	K. Windisch
107	2	25,9	〃
108	3	26,0	〃
109	4	26,9	A. Devarda
110	5	28,0	M. Kühn
111	6	28,6	K. Windisch
112	7	28,8	〃
113	8	30,1	Stellwaag u. Soxhlet
11. Münsterkäse.			
114	1	25,8	K. Windisch
115	2	26,7	〃
12. Camembertkäse.			
116	1	26,1	K. Windisch
117	2	27,2	〃
118	3	28,1	〃
119	4	28,5	〃
120	5	28,7	A. Devarda

Lfde. Nr.	Nr.	Reichert-Meißl'sche Zahl	Analytiker
121	6	29,8	A. Devarda
122	7	30,1	"
123	8	31,0	W. Chattaway u. s. w.
124	9	35,0	"

13. Briekäse.

Lfde. Nr.	Nr.	Reichert-Meißl'sche Zahl	Analytiker
125	1	28,1	Stellwaag u. Soxhlet
126	2	31,6	A. Devarda

14. Neuchatelerkäse.

Lfde. Nr.	Nr.	Reichert-Meißl'sche Zahl	Analytiker
127	1	24,5	A. Devarda
128	2	25,0	"
129	3	26,5	K. Windisch
130	4	27,6	"

15. Gorgonzolakäse.

Lfde. Nr.	Nr.	Reichert-Meißl'sche Zahl	Analytiker
131	1	22,1	W. Chattaway u. s. w.
132	2	23,4	A. Devarda
133	3	23,4	"
134	4	23,6	W. Chattaway u. s. w.
135	5	24,0	Stellwaag u. Soxhlet
136	6	24,7	A. Devarda
137	7	24,8	"
138	8	26,7	"
139	9	28,6	"

16. Gervaiskäse.

Lfde. Nr.	Nr.	Reichert-Meißl'sche Zahl	Analytiker
140	1	31,8	A. Devarda

17. Double Gloucesterkäse.

Lfde. Nr.	Nr.	Reichert-Meißl'sche Zahl	Analytiker
141	1	31,4	W. Chattaway u. s. w.
142	2	32,3	"

18. Double Creamkäse.

Lfde. Nr.	Nr.	Reichert-Meißl'sche Zahl	Analytiker
143	1	31,2	W. Chattaway u. s. w.

19. Bondonkäse.

Lfde. Nr.	Nr.	Reichert-Meißl'sche Zahl	Analytiker
144	1	29,4	W. Chattaway u. s. w.

20. Cream York-Käse.

Lfde. Nr.	Nr.	Reichert-Meißl'sche Zahl	Analytiker
145	1	29,0	W. Chattaway u. s. w.

21. Cheshirekäse.

Lfde. Nr.	Nr.	Reichert-Meißl'sche Zahl	Analytiker
146	1	31,6	W. Chattaway u. s. w.
147	2	31,8	"

22. Bierkäse.

Lfde. Nr.	Nr.	Reichert-Meißl'sche Zahl	Analytiker
148	1	26,0	H. Bremer

23. Schwarzenbergerkäse.

Lfde. Nr.	Nr.	Reichert-Meißl'sche Zahl	Analytiker
149	1	24,0	A. Devarda
150	2	24,8	"
151	3	27,0	"
152	4	27,6	"

24. Wilstermarschkäse.

Lfde. Nr.	Nr.	Reichert-Meißl'sche Zahl	Analytiker
153	1	28,9	O. Henzold
154	2	29,5	"

25. Schloßkäse (Engelstein).

Lfde. Nr.	Nr.	Reichert-Meißl'sche Zahl	Analytiker
155	1	26,2	A. Devarda

26. Burgkäse aus Deutschland.

Lfde. Nr.	Nr.	Reichert-Meißl'sche Zahl	Analytiker
156	1	28,1	A. Devarda

27. Ellischauerkäse.

Lfde. Nr.	Nr.	Reichert-Meißl'sche Zahl	Analytiker
157	1	23,6	A. Devarda

28. Trappistenkäse aus Bosnien

Lfde. Nr.	Nr.	Reichert-Meißl'sche Zahl	Analytiker
158	1	26,1	A. Devarda

29. Hagenbergerkäse.

Lfde. Nr.	Nr.	Reichert-Meißl'sche Zahl	Analytiker
159	1	26,5	Stellwaag u. Soxhlet
160	2	26,8	A. Devarda

30. Imperialkäse.

Lfde. Nr.	Nr.	Reichert-Meißl'sche Zahl	Analytiker
161	1	27,0	A. Devarda
162	2	27,8	"

31. Amerikanischer Käse.

Lfde. Nr.	Nr.	Reichert-Meißl'sche Zahl	Analytiker
163	1	23,0	W. Chattaway u. s. w.
164	2	24,8	"
165	3	25,4	"
166	4	25,6	"
167	5	25,8	"
168	6	26,2	"
169	7	30,4	"

32. Caccio Cavallo.

Lfde. Nr.	Nr.	Reichert-Meißl'sche Zahl	Analytiker
170	1	25,3	G. Sartori
171	2	28,7	"

33. Liptauer Schafmilchkäse.

Lfde. Nr.	Nr.	Reichert-Meißl'sche Zahl	Analytiker
172	1	29,0	A. Devarda
173	2	29,5	"
174	3	30,8	Stellwaag u. Soxhlet
175	4	30,9	A. Devarda

34. Roquefortkäse.

Lfde. Nr.	Nr.	Reichert-Meißl'sche Zahl	Analytiker
176	1	30,8	Stellwaag u. Soxhlet
177	2	30,9	A. Devarda
178	3	31,3	"
179	4	36,8	W. Chattaway u. s. w.

35. Italienischer Schafkäse.

Lfde. Nr.	Nr.	Reichert-Meißl'sche Zahl	Analytiker
180	1	16,8	A. Scala und J. Jacoangeli
181	2	18,3	"
182	3	20,2	A. Scala und J. Jacoangeli
183	4	22,6	"
184	5	23,2	"
185	6	23,5	"
186	7	23,8	"
187	8	24,0	"
188	9	25,2	"
189	10	25,2	"
190	11	25,8	"
191	12	28,0	"
192	13	29,0	"
193	14	29,7	"
194	15	29,8	"
195	16	29,8	"
196	17	32,0	"
197	18	32,8	"
198	19	34,0	"
199	20	34,8	"
200	21	37,4	"
201	22	41,0	"

36. Ziegenmilchkäse.

Lfde. Nr.	Nr.	Reichert-Meißl'sche Zahl	Analytiker
202	1	30,0	Stellwaag u. Soxhlet
203	2	31,0	"

37. Glarner Schabziger (Kräuterkäse).

Lfde. Nr.	Nr.	Reichert-Meißl'sche Zahl	Analytiker
204	1	15,4	A. Devarda

38. Olmützer Quargelkäse.

Lfde. Nr.	Nr.	Reichert-Meißl'sche Zahl	Analytiker
205	1	26,0	A. Devarda

39. Mainzer Handkäse.

Lfde. Nr.	Nr.	Reichert-Meißl'sche Zahl	Analytiker
206	1	29,0	Stellwaag u. Soxhlet

40. Magermilch-Backsteinkäse.

Lfde. Nr.	Nr.	Reichert-Meißl'sche Zahl	Analytiker
207	1	31,6	Stellwaag u. Soxhlet

41. Magermilch-Rundkäse.

Lfde. Nr.	Nr.	Reichert-Meißl'sche Zahl	Analytiker
208	1	40,7	Stellwaag u. Soxhlet

42. Buttermilch-Rundkäse

Lfde. Nr.	Nr.	Reichert-Meißl'sche Zahl	Analytiker
209	1	31,0	Stellwaag u. Soxhlet

43. Echte Milchfettkäse ohne nähere Bezeichnung.

Lfde. Nr.	Nr.	Reichert-Meißl'sche Zahl	Analytiker
210	1	21,3	B. Fischer
211—216	2—7	23,2—26,2	J. Mazure
217	8	25,9	Hyg. Institut Hamburg
218	9	28,0	"
219	10	31,9	"

B. Margarinekäse.

Lfde. Nr.	Nr.	Reichert-Meißl'sche Zahl	Analytiker
1. Margarine-Holländer (Edamer-, Gouda-) Käse.			
1	1	1,7	A. Devarda
2	2	1,7	K. Windisch
3	3	2,5	A. Devarda
4	4	2,5	K. Windisch
5	5	2,6	„
6	6	2,7	„
7	7	3,1	A. Devarda
8	8	3,1	K. Windisch
9	9	3,2	„
10	10	3,2	„
11	11	3,3	„
12	12	4,1	„
13	13	4,4	E. von Raumer
14	14	4,6	K. Windisch
2. Margarine-Cheddarkäse.			
15	1	11,0	Stellwaag u. Soxhlet
16	2	14,4	„
3. Margarine-Limburgerkäse.			
17	1	2,1	K. Windisch
18	2	2,4	„
19	3	2,5	„
20	4	3,0	„
21	5	3,3	H. Bremer
22	6	3,3	K. Windisch
23	7	15,4	B. Fischer
4. Margarine-Romadurkäse.			
24	1	1,3	K. Windisch
25	2	1,5	H. Bremer
26	3	1,5	K. Windisch
27	4	1,6	„
28	5	2,0	A. Devarda
29	6	2,1	K. Windisch
30	7	2,4	„
31	8	4,4	„
32	9	13,9	B. Fischer
5. Margarine-Münsterkäse.			
33	1	2,0	K. Windisch
34	2	2,1	„
35	3	3,2	„
6. Margarine-Appetitkäschen.			
36	1	11,2	B. Fischer
7. Margarinekäse ohne nähere Bezeichnung.			
37	1	1,8	Hyg. Institut Hamburg
38	2	2,0	„
39	3	2,5	„
40	4	2,5	„
41	5	2,8	„
42[1])	6	3,0	W. Chattaway u. s. w.
43	7	3,3	Hyg. Institut Hamburg
44	8	4,0	M. Kühn
45	9	4,2	„
46[2])	10	4,3	„
47[3])	11	9,4	„
48	12	9,5	„

[1]) Amerikanischer Margarinekäse.
[2]) Aus Olivenöl hergestellt.
[3]) Aus Schweineschmalz und Baumwollsamenöl hergestellt.

bisher veröffentlichten Reichert-Meißl'schen Zahlen und Refraktometerzahlen von Käsefetten, nach ihrer Größe geordnet, zusammengestellt. Die für jede Käseart geltenden Werthe wurden in eine Gruppe zusammengefaßt. Auf die Art der Abscheidung der Käsefette wurde dabei keine Rücksicht genommen; wo das Fett eines Käses nach verschiedenen Verfahren gewonnen wurde, sind die Mittel der dabei festgestellten Zahlenwerthe aufgenommen worden. Abnorme (überreife, verschimmelte, verdorbene) Käse wurden dabei nicht berücksichtigt.

(Folgt die Tafel S. 583 bis 585.)

Die vorstehende Zusammenstellung umfaßt 219 Reichert-Meißl'sche Zahlen von Fetten echter Milchfettkäse. Dieselben sind:

Gleich 24,0 oder kleiner	bei	35	Käsen	= 16	Prozent der Gesammtzahl
24,1 bis 26,0	„	40	„	= 18	„ „ „
26,1 „ 28,0	„	38	„	= 17	„ „ „
28,1 „ 33,0	„	85	„	= 39	„ „ „
über 33,0	„	21	„	= 10	„ „ „

Aus diesen Zahlen ergiebt sich Folgendes:

1. Die Annahme E. von Raumer's, daß bei der Reifung der Käse auf Kosten der Eiweißstoffe und des Milchzuckers große Mengen flüchtiger Fettsäuren gebildet würden, findet in ihnen keine Bestätigung. Von den 21 Käsen, deren Fett eine Reichert-Meißl'sche Zahl von mehr als 33,0 zeigte, wurden 12 von E. von Raumer selbst untersucht (6 Schweizerkäse, 6 Limburgerkäse, Nr. 58 bis 63 und Nr. 100 bis 105 der Tafel). Von den übrigen 9 Käsen

müssen noch die aus Schafmilch hergestellten Proben ausgeschieden werden, da bezüglich der flüchtigen Fettsäuren des Schafmilchfettes andere Verhältnisse vorliegen als bei dem Kuhmilchfett; wahrscheinlich ist die Schafbutter reicher an Glyceriden flüchtiger Fettsäuren als die Kuhbutter. Unter den in Frage kommenden Käsen befinden sich 5 Schafmilchkäse, nämlich der von Chattaway u. s. w. untersuchte Roquefortkäse (Nr. 179) und 4 italienische Schafmilchkäse von Scala und Jacoangeli (Nr. 198 bis 201). Von den übrigen vier Käsen kann der von Henzold untersuchte Holländerkäse (Nr. 38) außer Betracht bleiben, da die Reichert-Meißl'sche Zahl seines Fettes (33,2) auch bei normaler Butter mitunter vorkommt. Eine von Stellwaag und Soxhlet ermittelte hohe Reichert-Meißl'sche Zahl (40,7) bezieht sich auf einen Magermilchkäse (Nr. 208). Für das Fett echter Kuhmilchfettkäse verbleiben somit, wenn man von den Raumer'schen Proben absieht, nur noch zwei Fälle von abnorm hoher Reichert-Meißl'scher Zahl: ein von Chattaway u. s. w. untersuchter Camembertkäse (Nr. 123) mit 35,0 und ein von Stellwaag und Soxhlet untersuchter Holländerkäse (Nr. 39) mit 36,5 Reichert-Meißl'scher Zahl. Aus diesen beiden Fällen (0,9 Prozent der Gesammtzahl) läßt sich um so weniger ein Schluß ziehen, als beidemal das Fett mit Aether extrahirt und daher möglicherweise mit anderen Stoffen verunreinigt war.

2. Auffällig ist dagegen die verhältnißmäßig große Zahl von Käsen, deren Fett eine kleine Reichert-Meißl'sche Zahl aufweist. Bei 16 Prozent bleibt sie unter 24,0 und bei 34 Prozent, also bei einem Drittel aller Proben, unter 26,0; scheidet man die von E. von Raumer untersuchten Käse und die Schafmilchkäse mit sehr hohen Reichert-Meißl'schen Zahlen aus, so werden diese Prozentzahlen noch höher. Man findet ja auch bekanntlich bei reiner Naturbutter öfter abnorm kleine Reichert-Meißl'sche Zahlen, aber im Allgemeinen nicht in dem Maße, wie dies bei den Käsefetten festgestellt wurde. Zudem ist nachgewiesen, daß abnorm niedrige Werthe der Reichert-Meißl'schen Zahl bei Butterfett stets von besonderen Verhältnissen abhängig sind, wobei namentlich das Laktationsalter, die Art der Fütterung und die Rasse von Bedeutung sind. Die in der Tafel zusammengestellten Käse sind in verschiedenen Gegenden zu verschiedenen Zeiten ohne jede Rücksicht auf die besonderen Verhältnisse hergestellt worden; man darf daher annehmen, daß die für die Höhe der Reichert-Meißl'schen Zahl günstigen und ungünstigen Bedingungen sich nahezu ausgleichen. Bei der Zusammenstellung einer derartig ausgeglichenen Zahl von Butterproben wird man kaum jemals $1/6$ aller Reichert-Meißl'schen Zahlen unter 24 und $1/3$ unter 26 liegend finden. Die bisher vorliegenden Zahlen weisen also darauf hin, daß beim Reifen der Käse in vielen Fällen eine Abnahme der flüchtigen Fettsäuren stattfindet und aus diesem Grunde das Fett zahlreicher echter Milchfettkäse abnorm niedrige Werthe für die Reichert-Meißl'sche Zahl ergiebt.

Besonders deutlich werden diese Verhältnisse, wenn man die für die Käsefette ermittelten Werthe der Reichert-Meißl'schen Zahl mit den entsprechenden Werthen vergleicht, die man bei der Untersuchung einer größeren Anzahl von in verschiedenen Gegenden und zu verschiedenen Jahreszeiten gewonnenen Butterproben erhalten hat. Eine derartige Reihe von Butter-Untersuchungen, die sich sowohl auf Sommerbutter als auch auf Winterbutter aus verschiedenen Theilen des Reiches erstrecken, ist von E. Sell[1]) veröffentlicht worden. Von den 160 Sell'schen Proben hatte keine eine Reichert-Meißl'sche Zahl von 24,0 oder weniger und nur 8 oder

(Fortsetzung des Textes S. 588.)

[1]) Arbeiten a. d. Kaiserlichen Gesundheitsamte 1895. **11.** 500.

II. Die bisher beobachteten Refraktometerzahlen von Käsefetten.

A. Echte Milchfettkäse.

Lfde. Nr.	Nr.	Refraktometerzahl bei 40° C.	Analytiker
1. Holländer- (Edamer-, Gouda-) Käse.			
1	1	41,7	K. Windisch
2	2	42,3	"
3	3	42,3	"
4	4	43,8	"
5	5	44,0	A. Devarda
6	6	44,0	K. Windisch
7	7	44,3	A. Devarda
8	8	44,6	A. Forster
9	9	45,0	K. Windisch
10	10	45,6	"
11	11	45,6	"
12	12	45,7	"
13	13	45,8	Hyg. Institut Hamburg
14	14	46,0	"
15	15	46,6	"
16	16	46,7	H. Bremer
17	17	46,7	Hyg. Institut Hamburg
18	18	46,8	"
19	19	46,8	"
20	20	46,8	"
21	21	46,8	"
22	22	46,8	"
23	23	47,0	"
24	24	47,0	"
25	25	47,3	"
26	26	47,5	"
27	27	47,8	"
28	28	48,6	"
2. Schweizer- (Emmenthaler-) Käse.			
29	1	42,1	H. Bremer
30	2	42,4	K. Windisch
31	3	42,5	H. Bremer
32	4	42,5	A. Devarda
33	5	42,7	H. Bremer
34	6	42,7	"
35	7	42,7	"
36	8	42,7	A. Forster
37	9	43,1	B. Fischer
38	10	43,2	K. Windisch
39	11	43,6	"
40	12	44,0	"
41	13	44,8	B. Fischer
42	14	44,9	H. Bremer
43	15	44,9	K. Windisch
3. Tilsiterkäse.			
44	1	42,5	K. Windisch
45	2	43,7	"
46	3	45,1	"
47	4	45,3	Hyg. Institut Hamburg
48	5	46,0	"
49	6	47,3	"
50	7	47,8	"
51	8	48,8	"
4. Parmesankäse.			
52	1	43,6	A. Devarda
53	2	43,7	"
5. Chesterkäse.			
54	1	42,8	A. Devarda
6. Stiltonkäse.			
55	1	43,1	A. Devarda
7. Limburger- (Backstein-) Käse.			
56	1	42,0	A. Forster
57	2	42,7	K. Windisch
58	3	42,8	A. Devarda
59	4	44,6	K. Windisch
60	5	44,9	H. Bremer
61	6	45,0	A. Devarda
62	7	45,1	K. Windisch
63	8	45,6	H. Bremer
64	9	45,6	A. Devarda
65	10	45,7	H. Bremer
66	11	46,0	"
67	12	46,6	"
68	13	46,6	A. Devarda
69	14	47,0	"
8. Romadurkäse.			
70	1	41,2	K. Windisch
71	2	43,4	"
72	3	43,5	A. Devarda
73	4	45,0	K. Windisch
74	5	45,2	"
75	6	46,0	A. Devarda
76	7	46,0	K. Windisch
77	8	46,3	M. Kühn
9. Münsterkäse.			
78	1	41,9	K. Windisch
79	2	43,5	"
10. Camembertkäse.			
80	1	40,4	K. Windisch
81	2	41,0	A. Forster
82	3	41,3	K. Windisch
83	4	43,3	A. Devarda
84	5	43,4	"
85	6	43,4	"
86	7	43,6	K. Windisch
87	8	44,0	"
11. Briekäse.			
88	1	41,4	A. Devarda
89	2	42,0	A. Forster
90	3	42,0	H. Bremer
12. Neuchatelerkäse.			
91	1	42,4	H. Bremer
92	2	42,5	K. Windisch
93	3	43,4	"
94	4	44,9	A. Devarda
13. Gorgonzolakäse.			
95	1	42,8	A. Forster
96	2	43,0	A. Devarda
97	3	43,8	"
98	4	43,8	"
99	5	43,8	"
14. Gervaiskäse.			
100	1	42,1	A. Devarda
15. Bierkäse.			
101	1	45,8	H. Bremer
16. Schwarzenbergerkäse.			
102	1	42,4	A. Devarda
103	2	42,8	"
104	3	44,9	"
105	4	46,4	"
106	5	47,3	"
17. Burgkäse aus Deutschland.			
107	1	43,1	A. Devarda
18. Ellischauerkäse.			
108	1	43,1	A. Devarda
19. Trappistenkäse aus Bosnien.			
109	1	43,5	A. Devarda

Lfde. Nr.	Nr.	Refraktometerzahl bei 40° C.	Analytiker
20. Hagenbergerkäse.			
110	1	42,7	A. Devarda
21. Imperialkäse.			
111	1	43,1	A. Devarda
112	2	43,6	"
22. Rahmkäse (Sahnenkäse).			
113	1	41,9	H. Bremer
114	2	42,1	"
115	3	42,5	A. Forster
116	4	43,9	H. Bremer
23. Milleniumkäse (Budapest).			
117	1	43,6	H. Bremer
24. Kaiserkäse (Weichkäse).			
118	1	45,0	Hyg. Institut Hamburg
25. Liptauer Schafkäse.			
119	1	44,6	A. Devarda
120	2	44,9	"
121	3	45,0	"
122	4	45,4	"
26. Glarner Schabziger (Kräuterkäse).			
123	1	41,8	A. Devarda
27. Olmützer Quargelkäse.			
124	1	44,1	A. Devarda
28. Harzerkäse (Magerkäse).			
125	1	40,5	A. Forster
29. Magerkäse.			
126	1	47,6	Hyg. Institut Hamburg
30. Echte Milchfettkäse ohne nähere Bezeichnung.			
127	1	44,8	Hyg. Institut Hamburg
128	2	45,9	B. Fischer
129	3	46,6	Hyg. Institut Hamburg
130	4	46,8	"

B. Margarinekäse.

Lfde. Nr.	Nr.	Refraktometerzahl bei 40° C.	Analytiker
1. Margarine Holländer- (Edamer-, Gouda-) Käse.			
1	1	49,4	A. Devarda
2	2	50,0	"
3	3	50,3	"
4	4	50,4	E. von Raumer
5	5	50,9	K. Windisch
6	6	51,6	"
7	7	51,6	"
8	8	51,7	"
9	9	51,8	"
10	10	51,9	"
11	11	52,2	"
12	12	52,7	"
2. Margarine-Limburgerkäse.			
13	1	50,7	B. Fischer
14	2	50,8	K. Windisch
15	3	51,0	H. Bremer
16	4	51,3	K. Windisch
17	5	51,9	K. Windisch
18	6	53,5	"
3. Margarine-Romadurkäse.			
19	1	50,2	A. Devarda
20	2	50,7	K. Windisch
21	3	50,9	A. Forster
22	4	51,1	H. Bremer
23	5	51,1	K. Windisch
24	6	51,5	"
25	7	51,8	"
26	8	52,0	"
27	9	52,6	B. Fischer
4. Margarine-Münsterkäse.			
28	1	50,8	K. Windisch
29	2	51,0	"
5. Margarine-Appetitkäschen.			
30	1	50,2	B. Fischer
6. Margarinekäse ohne nähere Bezeichnung.			
31	1	50,2	M. Kühn
32	2	50,3	Hyg. Institut Hamburg
33	3	50,6	B. Fischer
34	4	50,8	Hyg. Institut Hamburg
35	5	51,0	"
36	6	51,1	"
37	7	51,8	"
38	8	52,0	"
39	9	52,3	"
40	10	53,4	M. Kühn
41	11	53,8	Hyg. Institut Hamburg
42	12	54,7	M. Kühn
43[1]	13	55,9	"
44[2]	14	58,2	"

[1]) Mit Schweineschmalz und Baumwollsamenöl hergestellt.
[2]) Mit Olivenöl hergestellt.

5 Prozent hatten eine solche von 26,0 oder weniger. Neuerdings wurden im Kaiserlichen Gesundheitsamte wiederum zahlreiche Butterproben (Sommer- und Winterbutter) aus allen Theilen des Reiches untersucht. Von 209 Proben hatten nur 10 oder 4,5 Prozent eine Reichert-Meißl'sche Zahl von 24,0 oder weniger.

(Folgt die Tafel S. 587 u. 588.)

Für Butterfett wird als normale obere Grenze der Refraktometerzahl 44,2 bei 40° C. angenommen; auch bei Benutzung des dem Refraktometer beigegebenen besonderen, eigens für die Butteruntersuchung eingerichteten Thermometers liegt den Angaben der positiven oder negativen Differenzen die „höchste zulässige Zahl" 44,2 bei 40° C. zu Grunde. Vergleicht man hiermit die in der vorstehenden Tafel zusammengestellten, bisher beobachteten Refraktometerzahlen von Fetten echter Milchfettkäse, so ergiebt sich Folgendes: Unter 130 Käseproben haben die Fette von 62, d. h. 48 Prozent der Gesammtzahl, höhere Refraktometerzahlen als 44,2 bei 40° C.;

theilweise sind sie sogar bedeutend höher als die für Butterfett „höchste zulässige Zahl“. Bei der Butter-Untersuchung pflegt man nicht allein die Proben, die eine höhere Refraktometerzahl als 44,2 bei 40° C. haben, noch weiter chemisch zu untersuchen, sondern auch solche Proben, welche eine nur wenig niedrigere Refraktometerzahl als 44,2 bei 40° C. haben. In den „Vereinbarungen“ heißt es hierüber[1]): „Bei Ermittelung des Brechungsindex werden bei Anwendung des Refraktometers von C. Zeiß alle jene Butterproben, welche eine positive (+) Differenz ergeben, unbedingt für die exakte chemische Untersuchung auszuscheiden sein. Indeß ist es rathsam, auch bei geringen negativen (—) Differenzen nicht ohne Weiteres die Prüfung nach Reichert-Meißl fallen zu lassen.“ Verfährt man hiernach und scheidet z. B. nur die Proben aus, die eine negative Differenz von mehr als — 1,2 ergaben, d. h. deren Refraktometerzahl kleiner als 43,0 bei 40° C. ist, so würden von 130 Käsefetten nur 36, d. h. 28 Prozent der Gesammtzahl, als nicht der Fälschung verdächtig erscheinen, während 94 Proben (72 Prozent der Gesammtzahl) eingehender chemisch untersucht werden müßten.

Die aus reifen Milchfettkäsen abgeschiedenen Fette haben hiernach bedeutend öfter eine abnorm hohe Refraktometerzahl als das Butterfett. Wollte man dem Refraktometer bei der Käseanalyse die Rolle einer wirklichen Vorprobe belassen, so müßte man die „höchste zulässige Zahl“ höher ansetzen als bei dem Butterfett. Würde man z. B. die Refraktometerzahl 46,0 bei 40° C. als solche nehmen, so würden immer noch 31 Käsefette (24 Prozent der Gesammtzahl) als verdächtig näher zu prüfen sein; erst bei Annahme der Refraktometerzahl 47 bei 40° C. als Grenze würde dies nur für 12 Proben (9 Prozent der Gesammtzahl) eintreffen. Dieser Erhöhung der „höchsten zulässigen Zahl“ steht aber der Umstand im Wege, daß die Käsefette häufig auch niedrige Refraktometerzahlen haben, die bis zu 41 und sogar 40 bei 40° C. herabgehen könne. Würde man eine hohe obere Grenzzahl für die Refraktometerzahlen der Fette echter Milchfettkäse festsetzen, so könnten Käse, deren Fett zu mehr als der Hälfte aus fremden, nicht der Milch entstammenden Fetten besteht, bei der refraktometrischen Prüfung als nicht verdächtig durchschlüpfen. Hiernach sind die Leistungen des Refraktometers für die Vorprüfung der Käsefette und zur Aussonderung der verdächtigen Proben für die eingehendere chemische Untersuchung von zweifelhaftem Werthe.

Studien über die Veränderungen, die das Fett der Margarinekäse beim Reifen und Lagern erleidet.

Die Beobachtung E. von Raumer's, daß beim Reifen und namentlich im Stadium der Ueberreife in den Käsen eine große Menge flüchtiger Fettsäuren gebildet werde, läßt sich am besten an Margarinekäsen verfolgen. Diese enthalten an sich nur geringe Mengen Glyceride flüchtiger Fettsäuren; eine etwaige Neubildung flüchtiger Fettsäuren wird daher hier am stärksten in die Augen fallen. Außerdem kann das Bild nicht durch ein etwaiges nebenherlaufendes Verschwinden eines Theiles der anfänglich vorhanden gewesenen flüchtigen Fettsäuren verschleiert werden.

Die zu den nachfolgenden Untersuchungen dienenden Margarinekäse, Edamer- und Romadurkäse, wurden in Gegenwart des Verfassers in Molkereien, die diese Margarinekäsearten gewerbs-

[1]) Vereinbarungen zur einheitlichen Untersuchung und Beurtheilung von Nahrungs- und Genußmitteln sowie Gebrauchsgegenständen für das deutsche Reich. Ein Entwurf, festgestellt nach den Beschlüssen der auf Anregung des Kaiserlichen Gesundheitsamtes einberufenen Kommission deutscher Nahrungsmittel-Chemiker. Berlin 1897 bei Julius Springer. S. 93.

mäßig bereiten, hergestellt. Das dabei verwendete Fett bestand aus 55 Prozent Oleomargarin, 40 Prozent Neutral-Lard und 5 Prozent Sesamöl; sämmtliche Fette waren von der besten, im Handel erhältlichen Beschaffenheit. Die Käse wurden in den Molkereien zunftgemäß gereift, dann an das Laboratorium eingesandt und hier von Zeit zu Zeit untersucht. Das Fett wurde in allen Fällen durch Abschmelzen abgeschieden; man bestimmte den Säuregrad, die Refraktometerzahl und die Reichert-Meißl'sche Zahl. Die Untersuchungen führten zu folgenden Ergebnissen:

	Säuregrad	Refraktometerzahl bei 40° C.	Reichert-Meißl'sche Zahl
I. Die zur Herstellung der Käse benutzten Fette.			
Bezeichnung der Fette			
Oleomargarin	0,3	51,6	0,9
Neutral-Lard	0,1	53,3	0,8
Sesamöl	2,3	60,2	0,8
Gemischtes Käsefett	0,3	52,9	0,8
II. Edamerkäse, hergestellt am 31. Juli 1897.			
Alter der Käse (vom Tage der Herstellung an gerechnet)			
51 Tage	25,0	50,4	1,5
87 „	24,6	50,6	1,5
106 „	24,3	49,9	1,2
133 „	36,4	49,4	1,4
187 „	42,1	49,2	1,2
223 „	59,1	48,7	1,4
III. Romadurkäse, hergestellt am 28. Juli 1897.			
54 Tage	40,3	50,3	1,5
90 „	44,8	49,5	1,4
109 „	47,4	50,0	1,5
136 „	41,9	50,2	1,4
190 „	46,1	50,1	1,4
226 „	44,1	49,7	1,2

Die Käse erlitten während dieser Zeit die ihrem Alter entsprechenden Veränderungen. Sie waren, als sie im Laboratorium eintrafen, schnittreif, von gutem Aussehen und Geschmack, von echten Milchfettkäsen äußerlich nicht zu unterscheiden. Der Edamerkäse wurde beim Lagern in Folge des starken Wasserverlustes immer härter, schwitzte ein wenig Fett aus, behielt aber bis zuletzt seinen milden Geruch und seine gelbe Farbe und verdarb nicht. Der Romadurkäse wurde an der Oberfläche schmierig, und zwar im fortschreitendem Maße, nahm einen höchst üblen Geruch an, schmeckte sehr scharf, verfärbte sich in dem festen Innern immer mehr, wurde schließlich hellbräunlich und stark ammoniakalisch, zerfloß aber nicht, sondern behielt seine Gestalt bei.

Aus diesen Untersuchungen ergiebt sich Folgendes:

1. *Trotz der langen Dauer der Aufbewahrung fand eine Bildung von flüchtigen Fettsäuren nicht statt*; die Reichert-Meißl'schen Zahlen der Fette blieben während des fast 9 Monate währenden Lagerns der Käse völlig unverändert. Die E. *von Raumer*'sche Beobachtung wurde somit nicht bestätigt.

2. Dagegen nahm die Menge der freien Fettsäuren ganz erheblich zu; es findet somit beim Reifen der Käse eine theilweise Spaltung der ursprünglich fast neutralen Fette in freie Fettsäuren und Glycerin statt.

3. Hand in Hand damit geht eine langsame Abnahme der Refraktometerzahl der Fette, die allerdings, wie es scheint, ohne große Bedeutung ist.

Bestätigt wurden diese Ergebnisse durch die Untersuchung zweier noch erheblich älterer Käse. Das Fett eines mehr als $2^1/_4$ Jahre alten Margarine-Edamerkäses zeigte 37,8 Säuregrade, die Refraktometerzahl 50,8 bei 40° C. und die Reichert-Meißl'sche Zahl 1,1; das Fett eines $1^1/_2$ Jahre alten Margarine-Romadurkäses zeigte 42,1 Säuregrade, die Refraktometerzahl 50,1 bei 40° C. und die Reichert-Meißl'sche Zahl 1,2. Beide Käse stammten aus denselben Molkereien wie die zu den Reifungsversuchen benutzten Käse; auch hier wurde das Fett durch Ausschmelzen gewonnen.

Auffallend ist der hohe Gehalt der Käsefette an freien Säuren, namentlich bei dem Romadurkäse. Derselbe war stark ammoniakalisch, roch schon in der Kälte stark danach und beim Erhitzen behufs Abschmelzens der Fette entwichen Ströme von Ammoniak, die mit Salzsäure dicke Nebel bildeten. Man hätte annehmen sollen, daß das Fett eines so ausgesprochen ammoniakalischen Käses keine freien Fettsäuren enthielte; trotzdem war dies der Fall. Es war indessen zu vermuthen, daß die Käse noch gewisse Mengen Fettsäuren in der Form von Ammoniumsalzen enthielten. Beim Abschmelzen des Fettes gehen diese Ammoniumsalze nicht in das Fett über, sie bleiben vielmehr zurück und entgehen der Untersuchung bei der Prüfung des klar filtrirten Fettes.

Um Gewißheit hierüber zu erhalten, wurde das Fett aus den 223 bezw. 226 Tage alten Käsen auch noch nach dem Salzsäureverfahren (S. 49) abgeschieden. Hierbei werden die Ammoniumsalze der Fettsäuren zerlegt und die freigemachten Fettsäuren vereinigen sich mit dem übrigen Fette. Die mit Salzsäure abgeschiedenen Fette lieferten, im Vergleich mit den durch einfaches Abschmelzen gewonnenen Fetten, bei der Untersuchung folgende Ergebnisse:

	Margarine-Edamerkäse, 223 Tage alt		Margarine-Romadurkäse, 226 Tage alt	
	Fett direkt abgeschmolzen	Fett mit Salzsäure abgeschieden	Fett direkt abgeschmolzen	Fett mit Salzsäure abgeschieden
Säuregrad	59,1	74,4	44,1	136,1
Refraktometerzahl bei 40° C.	48,7	47,8	49,7	45,8
Reichert-Meißl'sche Zahl .	1,4	1,3	1,2	1,3

Hiernach enthalten beide Käse Ammoniumsalze von Fettsäuren, in besonders hohem Maße der Margarine-Romadurkäse. Die Spaltung der Neutralfette in freie Fettsäuren und Glyceride ist somit noch erheblich weiter fortgeschritten, als aus der Untersuchung der abgeschmolzenen Käsefette geschlossen wurde. Berechnet man die freien Säuren des Fettes als Oelsäure (jedem Säuregrade entsprechen 0,282 Prozent Oelsäure), so enthält das Fett des Margarine-Romadurkäses nicht weniger als 38,4 Prozent Oelsäure; das Fett des Margarine-Edamerkäses enthält 21 Prozent Oelsäure. Mit dem höheren Gehalte an Fettsäuren sinkt auch hier die Refraktometerzahl, und zwar, entsprechend dem hohen Säuregrade, am meisten bei dem Fette des Margarine-Romadurkäses; die Refraktometerzahl dieses Fettes ist nicht höher, als man sie bei vielen echten Milchfettkäsen (vergl. S. 82) beobachtet hat (von den 8 untersuchten echten Romadurkäsen haben 3 höhere und 2 nur wenig niedrigere Refraktometerzahlen als dieser Margarine-Romadurkäse); die refraktometrische Prüfung dieses Fettes würde den Käse als echten Milchfettkäse erscheinen lassen. Die Reichert-Meißl'schen Zahlen der nach beiden Verfahren abgeschiedenen Fette sind einander gleich; es sind daher auch keine bei der Reifung entstandenen flüchtigen Fettsäuren in der Form von Ammoniumsalzen in den Käsen vorhanden. Diese Feststellung ist von Wichtigkeit. Denn das Vorkommen von freien Fettsäuren in dem aus ammoniakalischen Käsen abgeschmolzenen Fetten ist nur durch die Annahme zu erklären, daß die Ammoniumsalze der Fettsäuren bei dem Erhitzen der Käse, das zum Abschmelzen des Fettes nothwendig ist, in Ammoniak und freie Fettsäuren gespalten werden; das Ammoniak entweicht und die freien Fettsäuren vereinigen sich mit dem Neutralfette. Soweit die in den Fetten enthaltenen hohen Fettsäuren in Frage kommen, ist ein solches Verhalten wohl denkbar, denn es sind sehr schwache Säuren. Ob auch die Ammoniumsalze der stärkeren flüchtigen Fettsäuren unter diesen Umständen bereits dissoziirt werden, bedarf noch der Prüfung.

Die vorstehenden Ergebnisse sind in mehr als einer Beziehung von Interesse. Die Beobachtung E. von Raumer's bezüglich der Bildung von flüchtigen Fettsäuren beim Reifen der Käse wird durch sie nicht bestätigt. Die Ergebnisse Raumer's sollen damit keineswegs angezweifelt werden, diese werden vielmehr trotz der gegentheiligen Erfahrungen zu Recht bestehen bleiben. Durch die hier mitgetheilten Versuche ist indessen bewiesen, daß bei der Reifung der Käse und selbst bei der Ueberreife der Weichkäse nicht nothwendiger Weise flüchtige Fettsäuren entstehen müssen. Die an den Margarinekäsen gemachten Beobachtungen dürfen wohl ohne Weiteres auf die echten Milchfettkäse übertragen werden. Bei beiden Käsearten bewirken die Bakterien und sonstigen Mikroorganismen der Milch die Reifung; die Herstellung und Behandlung der Käse ist die gleiche, außer daß bei den echten Milchfettkäsen natürliche Vollmilch, bei den Margarinekäsen eine durch Mischen von Magermilch und künstlichem Rahm hergestellte Kunst-Vollmilch verwendet wird. Welcher Abstammung das Fett der Vollmilch ist, wird ohne Einfluß auf das Wachsthum der Mikroorganismen sein.

Als Quelle der bei der Reifung des Käses nach der Annahme mancher Fachgenossen entstehenden flüchtigen Fettsäuren werden meist der in den Käsen enthaltene Milchzucker und das Kaseïn angesehen; der Milchzucker wird durch die Mikroorganismen zunächst in Milchsäure übergeführt und diese soll dann weiter zum Theil in flüchtige Fettsäuren, namentlich Buttersäure, umgewandelt werden. Dieser Ansicht neigt auch E. von Raumer zu. Daß aus Milchzucker oder Kaseïn hohe Fettsäuren (Palmitinsäure, Stearinsäure, Oelsäure u. s. w.) gebildet werden, ist bisher noch nicht bewiesen, auch in hohem Grade unwahrscheinlich. Da nun bei der Reifung der beiden Margarinekäse flüchtige Fettsäuren nicht oder nur in verschwindend kleiner Menge entstanden sind, darf man schließen, daß aus den Nichtfettstoffen der Käse in diesem Falle Fettsäuren überhaupt nicht gebildet worden sind. Der Bestand der Käse an Fettsäuren kann hiernach bei der Reifung unverändert bleiben, wenn die Fettsäuren nicht andere Umsetzungen erleiden.

Auch für die Beurtheilung der Verfahren zur Abscheidung des Fettes aus den Käsen sind die vorstehenden Beobachtungen nicht ohne Bedeutung. Die freien Fettsäuren sind ohne Zweifel ein wesentlicher Bestandtheil eines Fettes, zumal wenn dieses größere Mengen davon enthält. Die Käsefette enthalten nun reichliche Mengen Fettsäuren, wie durch die hier mitgetheilten und anderwärts festgestellten Zahlen bewiesen wird; die freien Fettsäuren können geradezu als ein Merkzeichen der Käsefette angesehen werden. Es ist daher nicht zulässig, das von den freien Fettsäuren befreite Fett eines Käses als „Käsefett" schlechthin zu bezeichnen, da ihm ein wesentlicher Bestandtheil fehlt. Hiernach sind alle Verfahren zu verwerfen, bei welchen das Käsefett in alkalischer Lösung abgeschieden und frei von Fettsäuren gewonnen wird, z. B. das Henzold'sche und das Devarda'sche Verfahren. Selbst das Abscheiden des Fettes aus Käsen ohne jeden Zusatz muß zu Bedenken führen, da hierbei die in der Form von Ammoniumsalzen vorhandenen, aus dem Käsefette herrührenden Fettsäuren nicht vollständig gewonnen werden; selbst wenn der Käse längere Zeit erhitzt werden muß, entgeht ein Theil der an Ammoniak gebundenen Fettsäuren der Untersuchung. Einwandfrei wird das Käsefett hiernach nur in saurer Lösung abgeschieden, da hier sowohl das Neutralfett als auch die freien und an Ammoniak gebundenen Fettsäuren gewonnen werden. Dies gilt namentlich für ältere Käse; wie weit diese Verhältnisse für jüngere, eben schnittreif gewordene Käse zutreffen, bedarf noch der Prüfung.

Schließlich werden auch die Verfahren der Fettbestimmung im Käse durch die vorstehenden Ergebnisse berührt. Beim Ausziehen der Käse mit Aether werden nur das Neutralfett und die freien Fettsäuren gewonnen, während die an Ammoniak gebundenen Fettsäuren als in Aether unlöslich in der Käsemasse zurückbleiben. Da die Ammoniumsalze der Fettsäuren aus dem in der frischen Käsemasse enthaltenen Käsefette entstanden sind, wird man nach dem Aetherextraktionsverfahren in dem reifen Käse, namentlich in älteren, weniger Fett finden als in dem frischen Käse. Bei Reifestudien der Käse, insbesondere bei der Prüfung der Frage, ob beim Reifen der Käse Fett verschwindet oder neu gebildet wird, wird hierauf Rücksicht zu nehmen sein. Für das Salzsäure-Verfahren zur Bestimmung des Käsefettes ergiebt sich hieraus ein neuer Vorzug, da nach ihm auch die gesammten an Ammoniak gebundenen Fettsäuren gewonnen werden. Zwar wird sich auch hier bei älteren Käsen gegenüber der frischen Käsemasse ein kleiner Verlust an Fett bemerkbar machen, da das aus den Neutralfetten abgespaltene Glycerin von Aether nicht aufgelöst wird; dieser Verlust wird aber bei normal gereiften Käsen nicht sehr groß sein.

Aus der an früherer Stelle (S. 78) mitgetheilten Zusammenstellung der bisher beobachteten Reichert-Meißl'schen Zahlen von Käsefetten war gefolgert worden, daß die aus echten Milchfettkäsen abgeschiedenen Fette häufig weniger flüchtige Fettsäuren enthalten als man in der Regel in dem Butterfette findet. Aus den Versuchen von Scala und Jacoangeli (S. 67) ergiebt sich sogar mit Bestimmtheit, daß wenigstens beim Reifen und Lagern der harten Schafmilchkäse eine beträchtliche Abnahme der flüchtigen Fettsäuren stattfindet. Zwei Beobachtungen des Verfassers weisen darauf hin, daß auch bei Kuhmilchkäse die Menge der flüchtigen Fettsäuren beim Reifen und Lagern allmählich abnimmt.

1. Ein normaler, schnittreifer Edamerkäse wurde in folgender Weise zerlegt. Zunächst wurde die Rinde in etwa 1 mm dicker Schicht abgeschnitten; der Rest wurde in der Weise in zwei Kugelschalen und eine innere Kugel zertheilt, daß die Gewichte dieser drei Stücke nahezu einander gleich waren. Aus den vier Theilen des Käses, die als Rinde, äußere Kugelschale, innere Kugelschale und innerer Kugelkern bezeichnet werden mögen, wurde das Fett

durch Abschmelzen abgeschieden und jedes einzeln untersucht; außerdem wurden gleiche Mengen der Theile, ausschließlich der Rinde, gemischt und das Fett der Durchschnittsprobe des Käses geprüft. Die Untersuchung führte zu folgenden Ergebnissen:

	Schnittreifer, echter Edamerkäse				
	Rinde	Aeußere Kugelschale	Innere Kugelschale	Innerer Kugelkern	Durchschnitts-probe
Säuregrad	—	4,1	4,9	6,0	4,9
Refraktometerzahl bei 40° C. .	44,5	44,9	45,0	45,0	45,0
Reichert-Meißl'sche Zahl . . .	20,7	22,8	24,0	24,9	24,1

Hier ist eine deutliche Abnahme der freien Säuren und namentlich der Reichert-Meißl'schen Zahl von der Mitte aus nach der Oberfläche des Käses bemerkbar. Die Rinde hat ein an flüchtigen Fettsäuren ungewöhnlich armes Fett; zur Bestimmung des Säuregrades reichte die Menge des Fettes nicht aus. Diese Erscheinung ist zur Zeit nur dadurch zu erklären, daß ein Theil der Glyceride flüchtiger Fettsäuren gespalten und ein Theil der freien flüchtigen Fettsäuren an der Oberfläche des Käses verdunstet. Eine ähnliche Beobachtung machte auch Ad. Langfurth[1]). Das Fett aus der Rindenschicht eines Edamerkäses zeigte die Reichert'sche Zahl (für 2,5 g Fett) 11,2, aus der Mitte des Käses 15,2 und aus der Durchschnittsprobe 14,4.

2. Zwei echte, schnittreife Milchfettkäse, ein Camembert- und ein Romadurkäse, wurden abgeschmolzen und die Fette untersucht. Zwei weitere, aus der gleichen Milch hergestellte Käse wurden nahezu drei Monate aufbewahrt, dann abgeschmolzen und die Fette geprüft. Die gelagerten Käse waren in Folge des Wasserverlustes härter geworden, waren aber nicht verdorben, sondern hatten noch einen angenehmen Geruch. Die Untersuchung der Käsefette führte zu folgenden Ergebnissen:

	Camembertkäse		Romadurkäse	
	schnittreif	nach weiterem dreimonatigem Lagern	schnittreif	nach weiterem dreimonatigem Lagern
Säuregrad	15,4	43,8	23,6	131,2
Refraktometerzahl bei 40° C.	44,0	42,9	46,0	42,6
Reichert-Meißl'sche Zahl	28,1	21,0	26,0	14,8

Bei beiden Käsen hat in Folge des Lagerns eine starke Abnahme der Reichert-Meißl'schen Zahlen sowie der Refraktometerzahlen der Fette und eine starke Vermehrung der freien Fettsäuren stattgefunden. Diese bemerkenswerthen Ergebnisse, die für die Beurtheilung der Käse auf Grund der Untersuchung ihrer Fette von erheblicher Bedeutung sind, lassen ein erneutes Studium der Veränderungen, die das Fett der Käse beim Reifen und Lagern erleidet, als wünschenswerth erscheinen. Die Versuche sind inzwischen bereits in Angriff genommen worden; es werden dabei alle Gesichtspunkte berücksichtigt werden, die in dieser Abhandlung entwickelt worden sind.

[1]) Repert. analyt. Chemie 1883. 3. 88.

Schon nach dem gegenwärtigen Stande unserer Kenntnisse ist die Beurtheilung der Käsefette keineswegs so einfach, wie man wohl anfänglich dachte. Zwar wird es leicht sein, reine, aus Magermilch und nicht der Milch entstammenden Fetten hergestellte Margarinekäse stets mit Sicherheit als solche zu erkennen. Dagegen werden sich bei der Beurtheilung der Mischkäse, namentlich solcher, die größere Mengen Butterfett enthalten, große Schwierigkeiten ergeben; jedenfalls liegen hier die Verhältnisse weit verwickelter und ungünstiger als bei der Mischbutter. Wie bei der Butteruntersuchung wird auch bei der Prüfung der Käsefette der Bestimmung der Reichert-Meißl'schen Zahl und der Verseifungszahl die erste Stelle einzuräumen sein. Wie weit diese Verfahren ihren Zweck erfüllen, darüber wird das Ergebniß der in Angriff genommenen Reisestudien abzuwarten sein; daß man dabei auf Schwierigkeiten stoßen wird, scheint nach den vorliegenden Erfahrungen mehr als wahrscheinlich zu sein.

Daß das Refraktometer bei der Untersuchung der Käsefette selbst als Vorprobe nur einen zweifelhaften Werth hat, wurde bereits vorher (S. 84) nachgewiesen. Zwar scheint es nach den bisherigen Untersuchungen, als ob man reine Margarinekäse mit Hülfe des Refraktometers stets von echten Milchfettkäsen unterscheiden könne. Dabei darf indessen nicht vergessen werden, daß es der Hersteller von Margarinekäse völlig in der Hand hat, durch Auswahl geeigneter Fette seinem Käsefette eine Refraktometerzahl zu geben, wie man sie für das Fett echter Milchfettkäse zu finden pflegt.

Ueberhaupt sind alle Verfahren zur Unterscheidung von echten Milchfettkäsen und Margarinekäsen zu verwerfen, die sich auf die Annahme stützen, das aus den Margarinekäsen abgeschiedene Fett habe eine sich stets gleich bleibende Beschaffenheit. Diese Annahme ist irrig. Zwar traf sie bis vor kurzer Zeit scheinbar zu, aber nur deshalb, weil fast die gesammte deutsche Margarinekäse-Fabrikation in einer Hand vereinigt war; insbesondere wurde auch das zur Herstellung der Margarinekäse verwendete Fett von einer Firma in ziemlich gleichmäßiger Zusammensetzung geliefert. Gegenwärtig, wo zahlreiche Molkereien selbständig Margarinekäse herstellen, muß man damit rechnen, daß die verschiedenartigsten Fettzusammensetzungen Verwendung finden. Thatsächlich kann man aus allen Fetten und Oelen gute und schmackhafte Margarinekäse herstellen. In Gegenwart des Verfassers wurden z. B. tadellose Käse hergestellt, die nur Oleomargarin, nur Schweineschmalz oder nur Sesamöl enthielten; ferner wurde dem Verfasser von einem Margarinekäsefabrikanten mitgetheilt, daß er Margarinekäse von bester Beschaffenheit unter ausschließlicher Verwendung von Olivenöl hergestellt habe. Diese Käse geben natürlich bei der Bestimmung der Refraktometerzahl, der Jodzahl u. s. w. sehr abweichende Zahlen.

Auf einer ähnlichen, gegenwärtig nicht mehr zutreffenden Voraussetzung beruht der Vorschlag von H. Bremer[1]), die Bestimmung der Jodzahl des Fettes und der flüssigen Fettsäuren zum Nachweise des Margarinekäses heranzuziehen. Bremer geht von der Ansicht aus, da heute Margarine wohl ausnahmslos aus Rindstalg unter Zusatz von Pflanzenölen hergestellt werde, sei auch das zur Bereitung der Margarinekäse verwendete Fett in gleicher Weise zusammengesetzt. Thatsächlich findet er zwischen den Jodzahlen der Fette von echtem Milchfettkäse und Margarinekäse bedeutende Unterschiede, wie folgende Zahlen zeigen:

---

[1]) Forschungsber. 1897. 4. 53.

	Jodzahl des Fettes	Jodzahl der unlöslichen Fettsäuren	Jodzahl der flüssigen Fettsäuren
Echter Edamerkäse . . .	44,0	52,3	93,4
Margarine-Romadurkäse . .	68,0	71,1	110,3
Margarine-Backsteinkäse . .	67,5	69,2	109,0

Es bedarf keiner weiteren Erörterung, daß der Margarinekäsefabrikant durch geeignete Auswahl der zu verwendenden Fette die Jodzahl des Käsefettes innerhalb weiter Grenzen verändern kann; wenn er ein Interesse daran hat, kann er sie leicht der Jodzahl des Butterfettes gleich machen. Damit soll der Bestimmung der Jodzahl der Käsefette keineswegs jeder Werth abgesprochen werden; dieselbe wird vielmehr in zahlreichen Fällen den Nachweis gestatten, daß nicht echter Milchfettkäse vorliegt. Es sollte nur darauf hingewiesen werden, daß nicht jeder Käse, dessen Fett eine dem Butterfette entsprechende Jodzahl hat, als echter Milchfettkäse angesprochen werden darf.

Die chemische Zusammensetzung der Margarinekäse.

Wie die echten Milchfettkäse besteht auch der Margarinekäse im Wesentlichen aus Wasser, Fett, stickstoffhaltigen Bestandtheilen und Mineralstoffen. Die einzelnen stickstoffhaltigen Bestandtheile der Margarinekäse sind bisher noch nicht näher untersucht worden; bei der gleichen Art der Herstellung, Behandlung und Reifung darf man indessen annehmen, daß sie mit den in den echten Milchfettkäsen gefundenen Stoffen nach Art und Menge übereinstimmen. Der Geldwerth der Fettkäse wird durch ihren Fettgehalt bestimmt. Der Hersteller von Margarinekäsen hat es völlig in der Hand, denselben jeden beliebigen Fettgehalt zu geben. In der Regel wird der Fettzusatz so gewählt, daß der Fettgehalt der Margarinekäse dem der echten Vollfettkäse gleichkommt; meist wird nämlich eine künstliche Vollmilch von etwa 3 Prozent Fett verkäst.

Die Ergebnisse der bisher ausgeführten Untersuchungen über die chemische Zusammensetzung der Margarinekäse sind in der folgenden Tafel zusammengestellt.

Ergebnisse der bis jetzt vorliegenden Untersuchungen über die chemische Zusammensetzung der Margarinekäse.

Lfde. Nr.	Bezeichnung	Wasser	Stickstoffhaltige Bestandtheile	Fett	Mineralbestandtheile	Chlornatrium	Analytiker
		Prozent					
1	Amerikanischer Cheddarkäse mit Schweineschmalz	38,26	27,37	21,70	4,38	1,25	A. Völcker[1])
2	Desgl.	38,26	—	21,07	5,12	—	P. Vieth[2])
3	Amerikanischer Cheddarkäse mit Oleomargarin	37,65	24,87	25,95	3,36	0,62	A. Völcker[1])
4	Desgl.	37,99	—	23,70	3,66	—	P. Vieth[2])
5	Amerikanischer Cheddarkäse	38,31	—	29,13	3,09	0,37	P. Vieth[3])
6	Amerikanischer Margarinekäse	30,60	30,80	27,70	3,60	—	Chattaway, Pearman u. Moor[4])

[1]) Milch-Ztg. 1882. **11**. 438.

[2]) Ebd. 1882. **11**. 519.

[3]) Analyst. 1888. **13**. 46.

[4]) Ebd. 1894. **19**. 145.

Lfde. Nr.	Bezeichnung	Wasser	Stickstoffhaltige Bestandtheile	Fett	Mineralbestandtheile	Chlornatrium	Analytiker
		Prozent					
7	Deutscher Margarinekäse	55,25	16,48	22,32	4,90	—	M. Kühn[1])
8	Desgl.	46,59	21,67	23,11	6,51	—	"
9	Desgl., mit Olivenöl hergestellt	53,09	22,89	16,29	5,54	—	"
10	Margarine-Holländer-(Gouda-)Käse	30,20	—	20,80	4,40	—	A. Langfurth[2])
11	Desgl.	40,32	24,89	23,96	5,24	2,69	C. Bischoff[3])
12	Desgl.	40,28	—	26,71	—	—	A. Devarda[4])
13	Desgl.	36,65	25,49	28,25	—	—	K. Windisch
14	Desgl.	43,82	23,15	23,38	5,86	2,81	"
15	Desgl.	40,39	24,54	25,41	5,24	2,97	"
16	Margarine-Edamerkäse	42,00	25,35	24,24	5,40	2,69	C. Bischoff[3])
17	Desgl.	37,80	—	27,33	—	—	A. Devarda[4])
18	Desgl.	34,78	—	25,08	—	—	"
19	Desgl.	34,77	27,83	26,97	—	—	K. Windisch
20	Desgl.	39,70	25,71	25,47	5,86	3,12	"
21	Desgl.	38,26	23,86	26,16	5,58	2,86	"
22	Desgl.	41,62	23,78	25,09	5,38	2,53	"
23	Margarine-Limburgerkäse	52,58	25,35	14,14	5,20	2,81	C. Bischoff[3])
24	Desgl.	46,92	21,39	24,04	—	—	K. Windisch
25	Desgl.	47,41	22,37	20,64	5,16	2,41	"
26	Desgl.	49,73	22,89	18,57	4,91	2,16	"
27	Margarine-Romadurkäse	45,24	23,10	26,14	4,90	2,92	C. Bischoff[3])
28	Desgl.	47,80	—	26,62	—	—	A. Devarda[4])
29	Desgl.	37,75	21,81	34,36	—	—	K. Windisch
30	Desgl.	44,61	23,77	23,13	5,63	3,01	"
31	Desgl.	45,88	23,04	21,60	5,56	2,74	"
32	Desgl.	46,24	22,35	24,08	5,27	2,33	"
33	Margarine-Münsterkäse	48,70	22,00	25,17	—	—	"
34	Desgl.	47,07	23,41	21,49	5,21	2,55	"
35	Desgl.	44,93	24,22	23,28	5,78	2,84	"

Der Margarinekäse hat neben dem echten Milchfettkäse nur dann eine wirthschaftliche Berechtigung, wenn er, gemäß seinen niedrigen Gestehungskosten, zu einem entsprechend niedrigeren Preise verkauft wird als der echte Milchfettkäse. Zu der Zeit, als die vorstehenden Untersuchungen ausgeführt wurden, war dies nicht der Fall. Für die im Ausschnitt verkauften Margarinekäse wurden dieselben Preise gefordert wie für die entsprechenden echten Fettkäse. Noch ungünstiger liegen die Verhältnisse bei den Käsearten, die stückweise verkauft werden.

---

[1]) Chem.-Ztg. 1895. **19**. 554, 601 und 648.

[2]) Repert. analyt. Chemie 1883. **3**. 88.

[3]) Nach einem Zirkular der Firma A. L. Mohr.

[4]) Zeitschr. analyt. Chemie 1897. **36**. 751.

Aus dem nachstehenden Täfelchen ergiebt sich, daß die Margarinekäse noch etwas theurer waren als die echten Käse.

	Limburger Käse		Romadurkäse	
	echt	Margarine	echt	Margarine
Gewicht der Käse (Gramm)	771	477	314	223
Preis der Käse (Mark)	0,80	0,55	0,40	0,30
Preis für 1 kg Käse (Mark)	1,04	1,15	1,27	1,35

Verträge der Firma A. L. Mohr mit den Molkereien.

a) Vertrag, betreffend Herstellung von Romadurkäse.

Zwischen der **Genossenschafts-Meierei** in ....
und **A. L. Mohr** in **Bahrenfeld** ist heute folgender **Vertrag** vereinbart worden:

§ 1.

Die Meierei verpflichtet sich, ihre Magermilch mit Zusatz von 6 Pfund Margarin auf 100 Liter Magermilch zu **Romatour-Käse** à Stück ca. 230 Gramm schwer (wenn versandreif) zu verarbeiten und an **A. L. Mohr** zu verkaufen zu folgenden Preisen:

Januar-Februar . . .	19½ Pfg. per Pfund,	in Kisten à 40 Pfd. oder 20 Pfd. brutto, jeden Käse in gutem Pergament-Papier und Staniol eingewickelt. Verpackung ist gratis von der Meierei zu liefern.
März-April	17½ „ „ „	
Mai-Juni	17½ „ „ „	
Juli	18½ „ „ „	
August	20½ „ „ „	
September-Oktober . .	22½ „ „ „	
November-Dezember . .	20½ „ „ „	

Franko .... Abrechnung monatlich nach dem in .... bahnamtlich ermittelten Gewicht, Zahlung monatlich.

§ 2.

Die Käse werden im Sommer ½ reif, im Winter ¾ reif abgeliefert.

§ 3.

Mohr wird Jemand senden auf seine Kosten, welcher der Meierei die Fabrikation lehrt, und hat der Inspektor sich bei der späteren Fabrikation über Färbung, Salzung, Höhe der Labtemperatur nach den Instruktionen von Mohr zu richten. **Es darf nur süße Milch verkäst werden,** Käse aus saurer Milch dürfen von der Meierei nicht abgeliefert werden; andere Qualitätsfehler geben Mohr jedoch kein Recht zur Verweigerung der Waare.

§ 4.

Die sämmtlichen Apparate zur Käsefabrikation: Mischmaschine, Schmelzkessel, Käsewannen, Käsetische liefert Mohr und stellt sie für seine Kosten auf, und bleiben sie auch Mohr's Eigenthum.

§ 5.

Die Meierei hat einen heizbaren Reifungsraum herzustellen, die dazu nöthigen amerik. Oefen liefert Mohr. Die Meierei hat die Feuerung (Anthracitkohlen) in dem Raume zu liefern, wo die Käse stehen und muß dieser Raum auf ca. 15—18° C. erwärmt sein; Käsefarbe und Lab hat die Meierei auch zu liefern und, der gleichmäßigen Fabrikation halber, nur von Mohr zu dessen Selbstkostenpreise zu beziehen.

§ 6.

Das Rohmargarin hat Mohr der Meierei franko .... zu liefern und wird das Gewicht des von Mohr gelieferten Margarins vom Gewicht der abgelieferten Käse gekürzt.

§ 7.

Buttermilch darf nicht mit verkäst werden; auch darf die Meierei keine Käse verkaufen, weder an ihre Mitglieder noch an Fremde.

§ 8.

Falls die Meierei genöthigt sein sollte, zum Reifen der Käse einen neuen Keller zu erbauen, so verpflichtet sich A. L. Mohr, wenn innerhalb 2 Jahren, nachdem dieser Vertrag in Kraft getreten ist, von seiner Seite eine Vertrags-Kündigung eintreten sollte, der Meierei die sämmtlichen durch den Bau des Lagerkellers erwachsenen Unkosten zu erstatten.

§ 9.

Es steht der Meierei frei, jederzeit von diesem Kontrakte zurückzutreten; dagegen ist Mohr an eine einmonatliche Kündigungsfrist gebunden; falls die Meierei kündigt, hat Mohr innerhalb 4 Wochen seine Käseutensilien abzuholen; die Meierei ist jedoch nach der Kündigung nicht zur Benutzung der Utensilien berechtigt.

b) Vertrag, betreffend Herstellung von Edamerkäse.

Zwischen der **Genossenschafts-Meierei** in ....
und **A. L. Mohr** in **Bahrenfeld** ist heute folgender **Vertrag** vereinbart worden:

§ 1.

Die Meierei verpflichtet sich, ihre Magermilch mit Zusatz von —[1]) Pfund Margarin auf 100 Liter Magermilch zu **Edamer-Käse** zu verarbeiten, und an **A. L. Mohr** zu verkaufen zu folgenden Preisen:

Januar-Februar	19	Pfg. per Pfund
März-April	19	„ „ „
Mai-Juni-Juli	18	„ „ „
August	20	„ „ „
September	21	„ „ „
Oktbr.-Novbr.-Dezbr. . .	21	„ „ „

ab Bahnhof .... Fracht bis Bahrenfeld zahlt Mohr; Abrechnung monatlich nach dem in Bahrenfeld ermittelten Gewicht, Zahlung monatlich.

§ 2.

Die Käse werden abgeliefert, nachdem sie 30 Tage aus der Salzlake alt sind.

§ 3.

Verpackung geschieht in Kisten, die der Meierei von Mohr franko .... geliefert werden, das Stroh, welches in kleinen Mengen (um die Käse vor Bruch zu schützen) in die Kisten gelegt wird, hat die Meierei gratis zu liefern.

§ 4.

Mohr wird Jemand senden auf seine Kosten, welcher der Meierei die Fabrikation lehrt, und hat der Inspektor sich bei der späteren Fabrikation über Färbung, Salzung, Höhe der Labtemperatur nach den Instruktionen von Mohr zu richten. **Es darf nur süße Milch verkäst werden,** Käse aus saurer Milch, welche in Folge dessen bröcklich geworden sind, dürfen von der Meierei nicht abgeliefert werden; jeder Käse muß schnittig sein und eine trockne dichte Rinde (ohne Löcher) haben, andere Qualitätsfehler geben Mohr jedoch kein Recht zur Verweigerung der Waare.

§ 5.

Die sämmtlichen Apparate zur Käsefabrikation: Mischmaschine, 2 Schmelzkessel, Käsewannen, Pressen, Käseformen, Salzlakekasten liefert Mohr und stellt sie für seine Kosten auf, und bleiben sie auch Mohr's Eigenthum.

§ 6.

Die Meierei hat einen heizbaren Lagerraum herzustellen (den dazu nöthigen amerikan. Ofen liefert Mohr) sowie die Salzlake zu liefern; letztere muß so stark mit Salz gesättigt sein, daß stets ca. $1\frac{1}{2}$ Zoll unaufgelöstes Salz am Boden der Salzlakekasten befindlich ist. Auch hat die Meierei die Feuerung in dem Raume zu liefern, wo die Salzwasserkasten und Pressen stehen und muß dieser Raum auf ca. 15—18° C. erwärmt sein; Käsefarbe und Lab hat die Meierei auch zu liefern und, der gleichmäßigen Fabrikation halber, nur von A. L. Mohr zu dessen Selbstkostenpreise zu beziehen.

§ 7.

Das Rohmargarin hat Mohr der Meierei franko .... zu liefern, und wird das Gewicht des von Mohr gelieferten Margarins vom Gewicht der abgelieferten Käse gekürzt.

§ 8.

Die Meierei darf keine Käse verkaufen, weder an ihre Mitglieder, noch an Fremde.

§ 9.

Es steht der Meierei frei, jederzeit von diesem Kontrakte zurückzutreten; dagegen ist Mohr an eine einmonatliche Kündigungsfrist gebunden; falls die Meierei kündigt, hat Mohr innerhalb 4 Wochen seine Käseutensilien abzuholen; die Meierei ist jedoch nach der Kündigung nicht zur Benutzung der Utensilien berechtigt.

---

[1]) In den dem Verfasser bekannt gewordenen Verträgen wurden auf 100 Liter Magermilch 6 Pfund Fett vorgeschrieben.